拒绝近视

——石一宁大夫有话说

石一宁 主 编

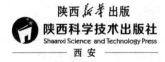

陕西新华出版

陕西科学技术出版社
Shaanxi Science and Technology Press
——— 西安 ———

图书在版编目（CIP）数据

拒绝近视：石一宁大夫有话说/石一宁主编．—西安：陕西科学技术出版社，2017.1（2024.1重印）

ISBN 978 - 7 - 5369 - 6858 - 5

Ⅰ．①拒…　Ⅱ．①石…　Ⅲ．①近视—防治

Ⅳ．①R778.1

中国版本图书馆 CIP 数据核字（2016）第 290202 号

拒绝近视——石一宁大夫有话说

JUJUE JINSHI——SHIYINING DAIFU YOUHUASHUO

出 版 者	陕西科学技术出版社
	西安市曲江新区登高路 1388 号陕西新华出版传媒产业大厦 B 座
	电话（029）81205187　传真（029）81205155　邮编710061
	http://www.snstp.com
发 行 者	陕西科学技术出版社
	电话（029）81205180　81206809
印　　刷	陕西博文印务有限责任公司
规　　格	787mm×1092mm　16 开本
印　　张	14.25
字　　数	158 千字
版　　次	2017 年 1 月第 1 版
	2024 年 1 月第 6 次印刷
书　　号	ISBN 978 - 7 - 5369 - 6858 - 5
定　　价	46.00 元

前　言

　　近视是全世界视觉障碍的重要原因，家庭和社会每年在近视矫正和近视引发的并发症治疗方面的医疗费用巨大，已经成为严重的社会经济负担。预防近视是很多年来人们的美好愿望，几代眼科人为之而不懈努力。但随着文明社会的现代化、信息化，中国的近视发病率却在持续攀升，似乎已成为社会文明程度的标志，甚至成为挥之不去的时代标签！

　　纵览百余年的近视研究史，我深感，中国的近视防治之所以陷入"防不胜防，越治越多"的困境，有诸多原因，需要有人去穷尽之。

　　人们对冗长的近视形成发展自然病

程,没有足够的时间和精力去观察,没有一个医生有足够长的行医生涯,去接诊、认知、随访从 3 岁到 80 岁的近视形成、发展和终结过程,也没有一个医生一生积累起来足够的近视病例,去论证近视的机制和病因,并将个人经验上升为被社会认可的理论。

在求新求变的社会潮流中,近视的漫长自然病程无疑有悖于"短平快"的现代社会理念,大量的人力、财力、物力像孤立漂泊的一叶叶小舟撒落在近视探索的绵绵长河中。

市场化、商业化使得人们没有时间思考,每一个"最新"近视防治手段的背后存在着怎样的研究"历史";跟风求新,人们盲从于近视形成链条的末端——新仪器、新手术,津津乐道,扬扬洒洒,不惜笔墨。

从众的世俗性使得人们在追捧"个性化"的时尚下,将近视这一极富时间感、个性化的多面性改变,一统为"模式",好似现代工业的流水线:学龄前到小学,给"假近视"做按摩、做治疗;小学五六年级到高中毕业,快速配镜、每年换眼镜;高考、参军、择业,做准分子激光"摘眼镜",期间又有角膜塑形镜"将近视压回去";三四十岁做有晶体眼人工晶体植入,"将眼镜放在眼睛里";五十岁以后白内障摘除。人们在毕生追求幸福快乐的同时,却对近视的发育性、进行性、退行性、终身性、连续性、动态性等无暇顾及。……

面对近视的眼底改变,儿童时人们行"弱视"治疗,上学期间人们对"近视性豹纹状眼底改变、弧形斑"视而不见,不以为然,步入青壮年人们热衷于"黄斑病变 PDT 治疗",进入中年人们对"病理性萎缩斑"摆手摇头;谁曾想这不是一蹴而就的,是一天一天捱过的。

匆忙几十年之间，人们以近视为生，以近视谋业，以近视为伴，终于在继成为人口大国之后，国力达到世界前列的同时，使近视也跃居世界之首，泱泱世界大国不仅仅是33%的近视发病率，更有4亿的绝对人口数！作为眼科人，当目睹20年来中国参军青年的视力标准降低和弃镜入伍的"隐近视"流，又看到70年前（1941年）美国海军军官学校对学员的＋1.00D的远视缓冲能力要求，一种使命感油然而生：国人的健康素质下降，怎样去面对人类的竞争、世界的碰撞？更何况近视的可遗传性、家族聚集性，更有迄今为止的中国眼镜的"劳保产品"概念和行业归属问题，还有中国初级眼保健的"自立门户"和行业管理缺失。……

难怪有人惊呼"再过几年，还有中国人能亲自登上月球吗？还有人驾驶飞机吗？还有步兵持枪进行地面作战、保卫国家吗？"

现在是需要花一些时间，安静下来，闭门沉思，回味历史，扪心自问；需要归纳演绎推理，将感性上升为理性，梳理出一条近视的形成轨迹；需要建立起一个近视防控研究体系，筑起一道近视防控大堤！

我一直自责，15年前的2002年，我们的研究结果令人震惊，95%的重点高中生平均是－3.00D的中度近视，虽人微言轻、不足以信，但却与我国台湾地区大学生入学近视发病率94.6%悄然吻合。当年国人近视发病率仅25%，不足3亿人；15年后的今天，简单的33%近视发病率、4亿国人近视眼，谁又曾想这 1 亿近视是祖国的未来,是民族的未来,净增了的近视人群却完完全全是 1 亿中国儿童青少年!

我曾预算,如果每一位眼科医生、眼视光师、眼保健师、学校医生、家长和老师都关注每一位的 3~15 岁孩子,特别是 3~10 岁儿童,规范诊断流程、严格随访监测,使青少年在尚处于远视状态、变化的散光状态,对尚未发生近视、视觉视力正待完善的年龄阶段孩子给予理性的呵护,中国儿童青少年近视率居高不下的状态将一定会有所控制。

我曾推测,如若中国 3 万余名眼科医生每个假期监控 100 名处在眼球的正视化过程中的儿童青少年"弱视"、"散光"、"假近视",则每年可能有 600 万儿童不发生近视,或延缓近视发生的年龄。如若有数十万眼视光师、几十万眼保健师的共同努力,其意义是显而易见的。

我曾构想,通过本书的字里行间,传递出中国人固有思维模式,即将简单问题复杂化,将"眼球是一个复杂的生物光学系统"这一概念告知人们:眼球是伴有黏滞性和弹性的、含半液态内容物的、由多个球面构成的类球体,具有精确高速变焦调焦功能、在一定眼内压下具有有限的扩展弹性,并由不同球面相互补偿匹配、维持正态屈光分布的复杂生物光学系统,具有生物调整功能。使人们回归对近视的复杂性认知,修正将复杂的近视问题简单化所带来的苦果:简单地取"因"、"果"两点,舍两点间弯曲"过程",舍"近视越治越多,国人近视 4 万万",得"全民治疗近视"之繁荣医疗市场。

我还曾梦想,通过本书的追根寻源,传递出对国人"功利"

的反思,即在取舍和舍得之间,在近视的因和果之间弯弯曲曲的庞大河系中,将近视防治"一对一"原则告知人们:繁杂的近视"防治方法"都是针对某一发病机制而设计的"一对一"防治方案和方法;自省近视治疗的时尚式的流行,千人一面的追风潮流,好似螳臂当车般地阻止汹涌而来的近视小龄化;环顾左右而言他,不得要领,"电视、电脑、手机、网络"之原罪,"高考之祸"。

古人云,凡事,预则立,不预则废;上工治未病而不治已病。无预测,何以预防;无预测,何以控制;无预测,又何以治疗?对已经长出来的"近视",目前的"治"也仅仅是"视力矫正",还谈不上"控制",更未企及"治愈"。其中多有被动之意,当然也不乏"剪裁"之意的"治愈",这更不乏"舍得"之抉择。研究证实,眼睛在3岁时基本发育正常,参与复杂生物光学的各种因素基本稳定,我们可以由此推理,以此为"预测"起点,孩子的眼睛是否长过头,3岁可以见端倪,所谓的"预防近视"才有着手之处。

本书共分九章,从我们的近视研究入手,分析社会目前流行的繁杂的迷惑认识,从眼睛结构入手,逐一解答有关眼睛发育中常见问题,逐一剖析用于监测眼睛健康的各种检查项目的含义,最后达到我们始终不懈追求的临床终极目标,即近视的预测预防,矫正控制和并发症的预防治疗。

近视的探索还有许许多多未知数,应提倡不同学术观点和研究方法的争鸣。本书从近视的几个病因入手,将相互关联的发病机制,以及由此而形成的预测预防、控制矫正和治疗等有关假设和理论串连成为一体,呈现给人们一条清晰、完整的近视形成发展的脉络,使人们回归理性、逻辑的科学思维,从整体观、发展观的系统性高度,从几何光学、流体胶体力学的角度,从生命的反馈、适应自然的自我调控的生物性角度,从人对自然的主观能动性角度,梳理出一条国人应引起注意的、可行的近视预测、预防、控制以及矫正之路。

由于资料整理筛选中难免会有疏漏和不足,敬请读者指正并赐赠宝贵意见。

作者

二零一六年九月一日于西安

目　录

第一章　关于近视

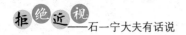

第二章　公众的误区

第三章　了解你的眼睛

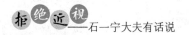

第四章　搞清楚近视

第五章　眼睛的检测

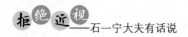
第六章　预测近视

第七章 规范流程 建立档案

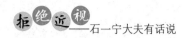

第八章　预防近视

第九章　控制近视

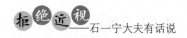
后　记

第一章

关于近视

近视已不单纯是眼睛问题，不是单纯找眼科医生看病的问题，因为近视不仅仅是医学问题，已经上升为社会问题！

人与外界交流的信息中 90% 来源于视觉，特别是在 21 世纪的信息时代，很难想象没有视觉人们将怎样生活……

2010 年 02 月 04 日 08：06 人民网用醒目的标题头条报道，"我国近视眼人数近 4 亿，'小眼镜'越来越多！"

年度眼健康状况横断面调查表
初筛表1：基本情况

学号： 班 姓名： 出生年月日： 连续随访：可 否
本人住址： 编号： 邮编：
年级 电话： 调查日期：

家族史：三代近视史:0-300度:低度;300-600度:中度;600以上:高度。

身高(m)： 体重(kg)：

父系：
父：无 低度 中度 高度
叔：无 低度 中度 高度
姑：无 低度 中度 高度

姥爷：无 低度 中度 高度
姥姥：无 低度 中度 高度
像父亲

母系：
母：无 低度 中度 高度
舅：无 低度 中度 高度
姨：无 低度 中度 高度

像母亲

堂兄弟：无 低度 中度 高度
堂姐妹：无 低度 中度 高度
表兄弟：无 低度 中度 高度
表姐妹：无 低度 中度 高度

像双亲

长相

个人史：有者打✓无者打✗

饮食：荤 素
用眼习惯：距离 cm 姿势：正确 不正确 糖 近用时间 日
嗜好：电视 电脑 其他
运动：户外 户内

近视形成史：初次视力下降年龄、度数、初次戴镜年龄、度数、换镜度数、年龄

年级	年龄	视力(右眼)	视力(左眼)	戴镜度数(右眼)	戴镜度数(左眼)	眼轴(右眼)	眼轴(左眼)	眼压(右眼)	眼压(左眼)
幼儿园小	3								
中	4								
大	5								
小学1	6								
2	7								
3	8								
4	9								
5	10								
6	11								
初中1	12								
2	13								
3	14								
高中1	15								
2	16								
3	17								
大学1	18								
2	19								
3	20								
4	21								
研究生1	22								
2	23								
3	24								

图1-1 眼健康档案的基本情况

近视是"国病"

近视已不仅是眼科医生的问题，也不单纯是医学问题，它已经上升为社会问题！

据中国、美国、澳大利亚最近合作开展的一项防治儿童近视的调查显示，我国近视眼人数已近4亿，居世界第一，近视发生率已经达到世界平均水平的1.5倍，青少年近视发生率更是高达50%~60%。近视人数连年攀升，不但严重影响着近视群体正常的学习、工作和生活，而且已经成为影响我国人民健康和国防安全的重要问题。科技在发展，人们的近视眼正在低龄化，高度近视正在引起眼底病变，在多次的眼科学术会上，专家们已将近视称之为"国病"！

中国为什么是近视的重灾区

近视发展到今天这种状态，与人们的认识和重视程度有密切关系，国人人为因素是推手。过早过度开发大脑，使得眼球随大脑的发育而提前发育或增长；医疗商业化、市场化，使得人为过早干预眼球的自然成长过程而提前生长或增长。

家长的应试思想和不让孩子输在起跑线上的思想，驱使家长们不求甚解地、一知半解地、机械教条地用一把尺子——视力，衡量不同孩子的视觉发育，认为视力不到1.0或者有散光，就是孩子的眼睛有问题，过早给予干预促使眼球过早过快增长。

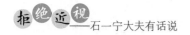

近视到底有多么危险

近视对个人以后的生活和学习有很大影响。近视这类疾病在一定年龄段发展形成后，没有有效治愈方法，并且近视多累及双眼；近视度数超过 $-4.00D$ 以上的中高度近视的双眼裸眼视力常在 $0.05 \sim 0.3$，处于国家法定盲的上界和低视力范围；高度近视所导致的眼组织过早衰老可以引起多种并发症，如近视性黄斑病变、视网膜脱离、正常眼压性开角型青光眼等，可导致视力丧失、工作能力丧失；近视引发的失明常发生在 40 岁以后，严重影响着人们的生活质量。

你知道社会怎么看近视

近视作为一种极为常见的眼病，不但是西方国家第三位低视力眼病，也是我国的第三位低视力眼病。

不久前的一项流行病学研究终于引起了有关部门的关注：近视"晋升"为第三位北京农村人口的致盲眼病。

近视在升学、就业等国计民生方面已对社会和家庭产生影响，例如，2005 年以后，对近视超过 $-6.00D$、$-8.00D$ 分别有 50%、70% 的大学专业不宜录取；还有许多单位招聘条件中明确写着拒招"$-8.00D$ 近视"。实际上，社会已经产生了比乙肝病毒抗原携带者更为严重的"歧视"！

近视的"社会经济学效应"

近视的社会学意义主要有以下 2 个方面：

一方面是视觉障碍是终身的经济负担，早年美国进行的 12 ～ 17 岁人群健康状况的调查显示，有 34% 的该类人群配戴眼镜，年支出超过 4 千万美元。

另一方面是近视发病较早，近视平均发病年龄为 14.1 岁，近视失明率最急剧的增加在 50 岁中期，平均失明年龄为 52.1 岁，而且年轻人也同样受到视力丧失的威胁，这与人们智力和对社会、家庭的贡献最高峰相吻合，也同人们对经济责任承担的峰期相吻合。相比较白内障、青光眼、糖尿病、血管病等社会公认的疾病，其平均发病年龄均在近 60 岁，平均失明年龄在 60 岁以后，明显迟于近视对社会、家庭和个人的影响。

对近视的担忧

担忧一，正如前面提到的，我们将近视称之为"国病"，在 10 年后的今天一点都不夸张。10 年前我们发现高中毕业生的近视检出率就高达 95%，这项调查结果曾被许多人视为"危言耸听"，但我坚信，我们的数据揭示着中国大陆的近视发展的趋势，因为这是与经过严格设计的我国台湾地区 20 年近视流行病学调查结果相连续的，每 5 年平均近视的年龄提前 1 岁！从 1985 年平均近视年龄的 11 岁、1990 年的 10 岁、

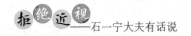

1995 年的 9 岁，到 2000 年的 8 岁，而我们 2004 年的研究结果显示，平均年龄为 7 岁时，孩子进入近视状态，我们称为"过度正视化，即近视化"。

担忧二，许多人身边已经很少看到大学生不戴眼镜的正常眼睛，正视眼不多了，大概不足 10%！一个班中 40 ~ 50 名学生里，不戴眼镜的同学可能也就 3 ~ 5 个，摘掉眼镜或不戴眼镜的人群中有的是"雾里看花"的轻度近视，有的是"将眼镜戴在眼里"的隐形眼镜配戴者，还有的是将透明角膜削去一层的手术眼。

难怪有人惊呼："再过几年，中国还有人能亲自登上月球吗？还有人能驾驶飞机吗？还有步兵持枪进行地面作战、保卫国家吗？"也有人自嘲说，以后国人的眼睛和眼镜就像望远镜一样突出。也有人为自己开脱，认为近视是文明的象征和必然。有人泄气地说："眼保健操做了 50 年，怎么越做越近视呢？"还有人埋怨说，都是高考惹的祸！

近视可预测吗

如果端正了前面的认识，经过理性的思考就会发现，我们需要了解近视是怎么来的。

人是从 1 个细胞分裂、再分裂，逐渐生长发育形成的，随身体发育的眼球也是逐渐长大的。而近视就是过度发育形成的，那么问题是眼睛在哪里过度生长了？以怎样的速度生长就是不正常的？长成什么样子就是不正常的？我们如何把握眼睛发展的步伐？

我的研究提示，在2000年，平均近视发生的年龄在8岁左右，那么15年后的今天，平均近视年龄还有可能提前。最新的研究文献提到，眼睛在3岁时基本发育正常，参与复杂生物光学功能的各种因素基本稳定。我反向思考，可以推理：孩子的眼睛是否长过头，3岁可以见端倪，所谓的"防近视"才有着手之处。而对已经长出来的"近视"，"治疗"也仅仅是"矫正视力"，当然也不乏"剪裁"之意，这种"治疗"多有被动之意，而"剪裁"更不乏"舍得"之抉择。

经过20多年的临床观察和研究，我们对儿童青少年眼屈光状态发育规律、眼正视化的演变和眼过度近视化的形成趋势已有了初步的研究结果，并对3～6岁早早期近视化的发展、形成、演变有了较全面的认知，形成了儿童青少年近视预防和治疗的规范化程序和指导意见。我们希望能将这些研究成果服务于中国儿童青少年近视预防和治疗中。

近视可控制吗

近视的可控制性需要以下几方面的努力，如果我们可以控制眼轴、控制屈光度的增长，就有可能控制近视的增长！

1. 知道了眼睛是长出来的，只要计算出生长速度，针对平均速度、快速增长期，可以采取不同方案，控制增长，就有可能控制近视。眼睛的增长大概如下：

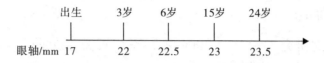

2. 眼睛是身体最精密的器官，测量的尺子是以 1/1000mm 或者 μm 计算的。从上面的图可以看出，3～15 岁之间，眼睛仅增长约 1mm，而身高从 50cm 增长到约 160cm，增长了约 110cm，也就是 1100mm，眼睛与身高增长的比约为 1/1000，所以，眼睛的增长几乎被忽略。

但与近视度相比，1mm 相当于 -3.00D，这对于任何近视来讲，都是一个质的增长。-3.00D 可以使没有近视的成为轻度近视；使 -3.00D 以下的轻度近视成为中度近视；使 -6.00D 以下的中度近视一跃进入高度近视；使单纯的、良性的 -8.00D 以下的高度近视发生质的改变；使超高度近视 -10.00D 和重高度近视 -15.00D 终将成为发病率约为 0.1% 的病理性近视，这是一个基本定数，近视人群中基本上有 0.1% 的人是中年后失明的病理性近视。一旦进入 -8.00D 的高度近视，近视的发展将是终身的，尽管其速度极为缓慢，每年不足 -0.15D，如若与寿命（80～100 岁）相乘，有可能形成 -10.00D 以上的病理性近视！

3. 将眼睛的增长与相应的屈光度增长分解为年、月增长，用以判断眼睛是否正在增长及计算增长的速度。屈光度变化与眼轴增长关系如下：

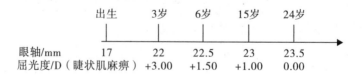

10 年 1mm = -3.00D

1 年 0.1mm = -0.30D

6 个月 0.05mm = -0.15D

3 个月 0.025mm = -0.075D

4. 对于不同年龄，将眼睛的增长计算在内：

3 岁 22mm

6 岁 22.5mm

7 岁 22.6mm

10 岁 22.9mm

13 岁 23.3mm

15 岁 23.5mm

近视的预测、控制

　　针对我们对幼儿园、小学、中学以及大学各年级学生的动态眼屈光状态特点的研究分析，特别是针对近视化早期的表现，我们提出：有针对性地对相应人群采取综合、简易的手段，对其近视度数进行医疗干预，以期达到控制近视的目的。

　　干预手段包括：

　　1. 未患/初患近视（隐性/高危）人群的基本干预手段：

　　（1）降低眼球膨胀力：控制眼压。

　　（2）增强巩膜胶原纤维抗张力能力：冷敷。

　　（3）增加脉络膜牵拉：改善微调节。

　　（4）减少巩膜张力：改善阅读姿势。

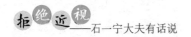

（5）全光谱：户外活动。

（6）抗衰老：补充微量元素。

（7）改善微循环：有氧运动。

2. 已患近视人群的控制手段：

（1）应进行有关的科普知识宣传：近视眼早期退行性病变和多种失明性严重并发症。

（2）实现严格的随访性监控和及时实行预防性治疗。

（3）有氧运动：增加脉络膜循环速度，营养视网膜。

（4）冷敷：增强巩膜胶原纤维抗张力能力。

（5）营养疗法：食疗，补充微量元素。

（6）配戴 OK 镜或 RGP 镜：获得清晰的高质量的裸眼或矫正视力，对近视发展进行一定程度的抑制或控制。

（7）控制眼压：减少眼球内在的膨胀性。

（8）控制近视/抗巩膜溶解：多巴胺和 MMP 受体抑制剂。

（9）视力的光学矫正：各种框架眼镜。

（10）前面提及的基本干预手段。

3. 对于中高度以上近视眼人群的控制手段：

（1）应进行有关近视眼早期退行性病变和多种失明性严重并发症的科普知识宣传。

（2）实现严格的随访性监控和及时实行预防性治疗。

（3）3~6 个月随访检查，系统规范预防性治疗。

我们的研究杞人忧天吗

早在 2000 年我们主持的一项"西安市中小学生眼健康调

查"的研究中，就发现近视的检出率已经超过 80%，特别是重点中学毕业生的近视已超过 90%，并且该研究人群将来基本进入中国的高等院校，"近视是否对下一代遗传、中高度近视在成年后发生的并发症将会导致大量的残疾人群"等问题，使我对近视产生的民族健康素质问题、社会的健康状态、个人的视觉质量等的远期影响甚为担忧。

在西安政协担当常委期间，我多次写提案，写科普文章，举办义诊活动，利用业余时间走访学校。但每逢假期，在繁忙的门诊，看到众多的带着孩子的家长茫然的目光，眼见到年复一年孩子的眼镜在增厚，作为一名眼科医生，我深感巨大的压力和责任！如果家长们能了解一些有关眼的知识，了解近视的预防方法，能积极配合医生对孩子的治疗，是可以预防近视的发生或减缓近视的发展的。

本书正是将有关近视预防和治疗的知识告诉家长，树立起"近视是可预见的"信心，建立起"孩子的眼睛自己护"的概念，使近视预防"从孩子抓起"，从近视的"启动前期"入手，在生活和学习的中像呵护孩子的衣食住行一样，呵护孩子的眼睛。

作为一名专业眼科医生的建议

1. 建立眼健康档案系统（图 1 – 1 眼健康档案的基本情况，见第 2 页）。各级部门加大投入，增加每年度的校园查体中的眼部检查项目，并注意家长的反馈。幼儿园儿童的弱视诊

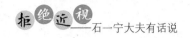

断与训练应有规范的管理。

2. 确保民生的百年大计，规范 18 岁以下的儿童青少年人群的眼视光行业、眼保健行业属医疗行为。视光医生的本科医生化、眼保健医生的专科医生化，以及行业准入制度。规范儿童青少年眼镜等市场的医疗属性监管。确保 18 岁以下的儿童青少年眼镜在执业视光师或眼科医师处方指导下，进行规范的标准验光，选择符合个体生理状态的合格的眼镜。对少年儿童的弱视训练的眼保健市场纳入医疗体系和实行医疗属性监管，延缓近视小龄化的速度。

3. 推迟幼儿教育时间和降低初级小学教育强度，修改教育目标、教学方式，达到在眼球发育成熟至能够有效抵抗高强度张力前，最大限度减少近距离使用眼的时间，最大可能增加与自然接近的方式，从而消除长时间近距离视近形成的对眼球的作用力，达到从根本上有效延缓眼球过早发育，阻断近视的形成。

关注近视具有积极的社会意义

关注近视具有积极的社会意义。普通近视是否对下一代遗传，严重近视成年后的并发症等是否会对民族健康素质、社会的健康状态和个体生命质量（视觉、生活）有影响，这些都值得考虑，应健全在校学生的卫生健康的普查与监控。

同时，关注近视也具有合理进行预防治疗的意义。在不同点上进行干预，以降低近视化速度，减少近视总体发病率，从而提高民族健康素质。采用已有的研究成果进行综合性医疗干预，延缓近视发展速度，以降低最终近视程度，从而改善社会和个体健康状态。

第二章

公众的误区

公众对近视存在误区。其实，近视绝不是多戴一副眼镜或做激光手术就可以彻底解决的问题。近视眼在主观感觉上，只是多戴一副眼镜。

人们忘记30、40岁后隐匿着、延迟发生的近视眼可能带来的双眼失明性并发症。

人们判断上出现了逻辑错误：误将"摘掉眼镜、视力正常"与"治愈近视"等同为一个概念。

年度眼健康状况横断面调查表

初筛表 2：眼部检查基本情况

学号：
本人住址：

年级	班	姓名：

电话： 编号： 陪编： 连续随访：可 否 调查日期：

编号	年龄	性别	远视力	眼位	外眼	晶状体散光	角膜曲率	A超IOL master	前节OCT Lenstar	双眼视功能	验光 Sph cyl a	眼底情况 照相 拼图 FFA ICGA	OCT EDI 自发荧光
右眼			视力 裸眼	外	1	屈光度	K1	AL	角膜厚度	Worth4-dot 立体视 不等像	动态	M0 M1 M2 M3 M4 M5 S I S II S III S IV S V	R
			手型		2	张力调节	K2	AD	前房深度	远距离水平隐斜 远距离垂直隐斜	6+1	豹纹状改变 轻 中 重 消失 C/D	RPE
			矫正	内	BUT	散光	Cyl	L	角膜曲率半径	近距离水平隐斜 近距离垂直隐斜	7天	除傍牵引 有 无 视盘倾斜 有 无 视盘病变	Choroid
						A	V	晶体曲率半径			视杯型 1 2 3 4 5 弧形斑 小 中 大 消失 黄斑病变 漆裂纹 出血 局灶 周边病变 脉络 色变 外层缺血	FI
左眼			视力 裸眼	外	1	屈光度	K1	AL	角膜厚度	梯度法测定 AC/A	动态	M0 M1 M2 M3 M4 M5 S I S II S III S IV S V	R
			手型		2	张力调节	K2	AD	前房深度	NRA BCC PRA BI/BO	6+1	豹纹状改变 轻 中 重 消失 C/D	RPE
			矫正	内	BUT	散光	Cyl	L	角膜曲率半径	近距离离散功能 BI/BO	7天	除傍牵引 有 无 视盘倾斜 有 无 视盘病变	Choroid
						A	V	晶体曲率半径	调节幅度 调节灵活度 单眼 双眼	21天	视杯型 1 2 3 4 5 弧形斑 小 中 大 消失 黄斑病变 漆裂纹 出血 局灶 周边病变 脉络 色变 外层缺血	FI
双眼										集合近点 集合灵活度		
结论												
建议												

0 健康 1 远视 2 外斜视 内斜视
3 视疲劳 轻度 中度 高度
4 高眼压症? 青光眼待排?

近视性眼底改变：早期 中期
近视：轻度 大视杯？ 眼底镜？ 白内障？
其他：

家族史
角膜异常？ 外伤？

在放假前定期行眼部健康检查，保膜咨询；1 在眼科进一步全面检查；2 及早行眼科治疗

图 2-1　眼健康档案的眼部检查

一副眼镜"而已"

公众对近视存在误区。近视眼在主观感觉上，只是多戴一副眼镜。但事实上，近视绝不是多戴一副眼镜或做激光手术就可以彻底解决的问题。家长和学生都认为18岁后做激光手术可以彻底解决近视问题。近年在准分子激光中心集中了数千万的中高度近视人群，手术后不但从客观上消除了近视的表象，而且从主观心理上使近视人群否认和忘却了自己是近视眼的事实，造成大量中高度近视人群的弥失，特别体现在国防招兵人群中。

人们忘记了在30或40岁后近视眼可能带来的隐匿着的、延迟发生的双眼失明性并发症，包括正常眼压性青光眼、激素性青光眼、病理性近视黄斑病变、周边视网膜变性和可能导致50岁后的视网膜脱离等。更可悲的是，有的家长面对自己消失的1千度近视，嘲笑好心提醒她的医生，认为自己35岁依然1.5嘛！忘记了自己的眼底已经发生质的变化，堪比85岁老爷爷的眼底啊！

人们判断上出现了逻辑错误：误将"视力正常、摘掉眼镜"与"治愈近视"等同为一个概念。

眼睛不是个简单的器官

眼睛是身体最精密的一个器官，常以$1/1000mm$或μm为

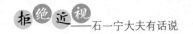

基本计算单位。它是一个复杂的系统，表现在以下几个方面：

1. 是由多组透镜组成的一个精密的几何光学系统。

2. 是由多个球面构成的类球体，是由不同球面相互补偿匹配、维持正态屈光分布的复杂生物光学系统，具有强大的生物调整功能。

3. 具有精确高速变焦调焦功能。

4. 含液态房水和胶体玻璃体等内容物，具有流体力学的特性（帕斯卡球和帕斯卡定律，加在密闭液体任一部分的压强，必然按其原来的大小，由液体向各个方向传递）。

5. 由胶原成分构成的球壁巩膜具有黏滞性和弹性，在发育期内（如10岁以内），在一定眼内压下具有一定的有限扩展能力，并且在前巩膜、赤道巩膜和后巩膜的弹性张力不同。在扩张超过临界值时，其弹性模量的改变，呈现金属疲劳现象，进行性扩张，如吹气球效应后眼压的拐点现象。

6. 眼球的微观持续发育性可持续至15岁以上，是多种机制作用下的矢量和，与身体相比变化微小，约为1/1000。

7. 眼球组织来源具有中枢神经元特性。

但不幸的是，我们具有将简单问题复杂化的思维模式，却在视觉问题上发生了偏差，将复杂问题简单化了，简单到了对待如此精密复杂的仪器，却仅仅以眼视功能的主观指标之一的单眼、中心、裸眼、远视力作为视觉指标，而它仅占视觉对比敏感度的一点，即最低空间频率的最大对比度。这些是在发育期的最关键年龄阶段——3～18岁进行唯一的监测！这使我非常痛心。

保养眼睛需要新思路

近视的形成是一个复杂的生物现象，对眼睛参数就像代数的分解因式一样，需要逐步解析。正常时属于发育过程的一部分，即眼球正视化过程。

家长应关注发育中的孩子眼睛是否属于正常发育，即 3～14 岁儿童青少年应每 6 个月进行一次全面的各种屈光性参数和生物参数记录（图 2－1 眼健康档案的眼部检查，见第 14 页）：

1. 视力：包括远视力、近视力、小孔视力、矫正视力、带镜视力等。

2. 睫状肌麻痹后或充分雾视后验光的屈光度。

3. 角膜曲率。

4. 散光。

5. 眼压和角膜厚度。

6. 眼轴。

7. 身高、体重。

建立现代信息化社会中眼睛健康保健的新思路；建立"控制近视的眼健康档案"，这是控制近视的起点！

孩子突然就近视了

其实家长之所以认为孩子的近视是突然发生的，主要是因为他们对近视没有全面的认识。

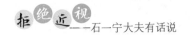

首先是对视觉发育中的正常屈光形成过程认识不完全。

过早地对低于1.0视力的幼儿进行弱视治疗和干预，加速了视觉发育速度，使屈光正常化过程快于身体发育速度，因为近视实质上是眼球的过度增长。

其次是对形成近视的过程中的"隐性近视"阶段缺乏认识。

在近视形成之前，眼睛有一个补偿和代偿阶段，力图使眼睛不近视，常常表现为视力波动，双眼视功能异常。它是近视的可逆（部分）阶段，如果人为干涉介入治疗有可能延缓近视发展速度，进而控制近视最终的严重程度和总发病率。

但家长对孩子学习的重视程度远远超过了对健康的关注。很多家长带孩子简单快速验光后匆忙戴镜，或孩子近视已达3.00D以上时才随便配镜，很少一部分人进行全面眼生物参数评估，错失了早期发现近视的时机。有的甚至走向了相反的道路：加速眼睛的生长发育导致近视的形成。

最后是对近视是"长"出来的这一概念缺乏认识。

我们的研究证明，高度近视在11岁以前发病率在2%以下，从13岁开始超过5%，在18岁达21%，这说明多数高度近视不是先天性的，而是由低度近视发展而来的（图2-2发育与远视、近视、弱视、散光、视力的关系，见第24页）。

以无知换取1.0视力

由于不了解近视对儿童未来的影响，在实际生活中儿童近视的问题并没有引起社会真正的关注。

面临巨大的社会竞争压力，大多数家长不得已选择了"消极"的态度，全力抓孩子的学习，实在无法看清黑板上老师写的字或影响成绩时，才匆忙配一副眼镜，让孩子暂时的矫正视力达到1.0。

更多的家长则是忙于自己的工作，当发现孩子开学前检查视力只有0.5，甚至0.2时，简单粗暴地抱怨批评孩子的写字姿势不对、打游戏、玩电脑、看电视等。

还有一部分家长，过度错误地关注幼儿的眼发育，误将测量成人视力的标准用于孩子，致使处于正常发育中的孩子成为商业目标，被家长的无知、虚荣追求按动了启动快速发育的开关，将孩子带入了不可逆的近视化快速发育境地，制造出了又一代近视！

普通视力检查就 OK

保护眼睛是不言而喻的了，但有多少人知道近视眼与眼的失明之间存在怎样的关系呢？

与身体其他器官一样，眼睛作为视觉器官，它的发育在3岁时基本完成，14岁时趋于稳定，24岁以后完全成熟。此阶段也是与发育有关的眼部疾病的高发期，如远视、弱视、近视等。

由于人们对智力开发的过早关注和商业模式的介入，视力的检查已经列入大多数幼儿园、中小学的年度身体检查项目，

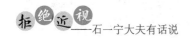
成人标准 1.0 视力的错误概念已灌输给父母，引导出"弱视就要治疗"的认识，所以，对远视、特别是幼儿园弱视的筛查、过度草率诊断和积极商业化治疗首先被关注。

最后，还会灌输给家长"弱视治愈后孩子一定会近视"的必然结果，使家长接受一系列错误！

我国现行的每年学生查体中，眼部检查项目过少，局限于裸眼远视力的测试；对眼健康数据的统计局限于"远视力低常比例"，低于正常 1.0。

我们缺乏国人眼屈光状态发育规律的归纳分析，如眼屈光状态分布，眼正视化的演变，眼过度近视化的形成，包括各个年龄段的平均屈光度、近视程度的构成比、眼别和性别的差异、每年近视化速率等的演变趋势。

所以对早期近视化的发展、形成、演变没有全面认识，对预防和治疗缺乏正确指导。

去配眼镜就可以

视光学是一门以保护人眼视觉健康为主要内容的医学领域学科，是以眼科学和视光学为主，结合现代医学、生理光学、应用光学、生物医学工程等知识所构成的一门专业性强、涉及面广的交叉学科。

视光学的学科特征是进行与人眼视觉有关的生理、病理和光学方面的临床、科研和教学等。科研重点主要针对视觉方面的研究，如近视、弱视、低视力、眼镜、角膜接触镜、屈光手术及其他视觉方面矫正的基础、临床研究等。

美国现有视光医师 3.3 万人，其人数远远超过眼科医师。视光学在发达国家已成为医学领域眼健康方面的重要组成部分。

由于历史的原因，我国和许多亚洲国家一样，该学科一直处于空白状态，直到 20 世纪 70 年代，温州医学院开始系统地开展眼视光学教育，这标志着我国视光学的起步。

近视的高发病率使具有商业属性的眼镜行业呈现出巨大的市场，现有戴眼镜的人数约 8 亿人，全球与眼睛有关的视光学产品每年产值约 400 亿美元，而我国仅占约 1.5 亿元的份额。所以，视光学专业在我国具有非常广阔的前景。

迄今，眼镜行业仍属于劳动部所管的商品市场，具有医疗作用的眼镜依然作为轻工业小商品，视光医生、视光师和眼保健师依然未纳入我国医疗技术行业，多年的呼吁仍未将 18 岁以下的学生眼镜验配归属于医疗行为，实在令人担忧。隐形眼镜——角膜接触镜已被归类为二类、三类医疗器械，但由于眼镜简单的归属于劳保用品，在使用过程中缺乏医疗监督和控制。在"医疗保健"这件虚伪面具的保护下，眼科学和视光学覆盖的视觉功能训练和康复的眼保健行业更是毫无医疗监管。

与医疗系统不全相同，国家并没有匹配相应的高等教育体系进行视光专业的医疗技术人员培训，更有趣的是：验光师和眼镜技术人员的许可证和考前培训、上岗资格认证是由劳动部门完成的。

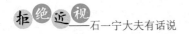
患了近视，就只能配眼镜

在对大量家长的调查中，我发现有关近视治疗存在着一种奇怪的现象，即早期家长为"近视"乱投医，在没有科学地了解自己是属于哪一种"近视"的情况下，均采用"舒缓调节痉挛的方法"——针灸、按摩，花费大量的时间。当"不对症、没效果"时，又任"近视"肆意发展，随便快速配眼镜、换眼镜。相当一部分家长天真以为配戴OK镜，孩子的近视就好了。最后寄希望于18岁时，激光手术，"一激了之"，去掉"戴眼镜"的烦恼。

在发现近视的10岁前后到高中毕业，这漫长的10余年期间，年轻的家长们正处于个人事业的爬坡期，巨大的工作压力使家长没有时间细心照顾孩子的健康，特别是眼健康，而孩子的近视正是在这个关键阶段悄悄长出来的。设想，如果在身体增长的同时，控制1mm的眼轴增长，则有可能使眼睛保持已经生长出来的现状，有可能使眼睛处在中低度近视——单纯近视状态，从而避免高度近视进入中年后的并发症。

所以，对于已经患了近视的儿童青少年，仍然应具有积极的态度去控制近视的增长。但谈起近视控制需要10年的时间，许多家长就不禁咋舌。实际上，近视患得越早，需要呵护的时间就越长，若是6岁近视，家长需要12年时间"搋到"孩子18岁高中毕业。遇到这种情况时，我会想，如果将这种情况换一种思维，人每天都要吃饭、睡觉、生活，若将呵护眼睛看作是近视儿童生活的一部分、家庭生活的一部分，孩子的近视一定会得到有效的控制。

近视祸根在"电视、电脑、学习"

上世纪 60 年代美国已经普及电视，70 年代已经普及电脑，且西方大学教育基本普及，可为什么西方的文明并没有带来近视发病的急剧增加？

我们的研究提示，其实都是过早、过度开发智力惹的祸！

大家都知道，在信息化社会中，单纯要求节约用眼，"少看电视、少玩电脑、少看书"几乎成了一句空话。在竞争激烈的社会中，越来越早开发儿童的智力、过早使用大脑，而与此同时，作为"脑的一部分"的眼睛也同步发育了，面对眼球无法逃避的持续超大负荷，不应负面地责怪孩子，而是应该增强眼球的负载能力，这样才有可能使眼球担负起此重任。

目前，对已形成的近视尚无有效治疗方法，所以，增加眼球的调节力，增加巩膜的抵抗能力，减轻眼内的扩张力，在身体快速发育期控制眼球的发育等，这些方法都有可能控制近视的形成和发展。

当下，我们缺少能够充分掌握和利用现有研究成果的专科视光医生，对前来就诊咨询近视的患者和家人进行正确指导、实行有效预防；在我们的《中国儿童青少年近视形成机制以及预测与防控》一书中从医学专业角度系统阐述了近视形成过程，本书将会从科学普及角度系统地解释近视"预测"和近视"控制"的概念。

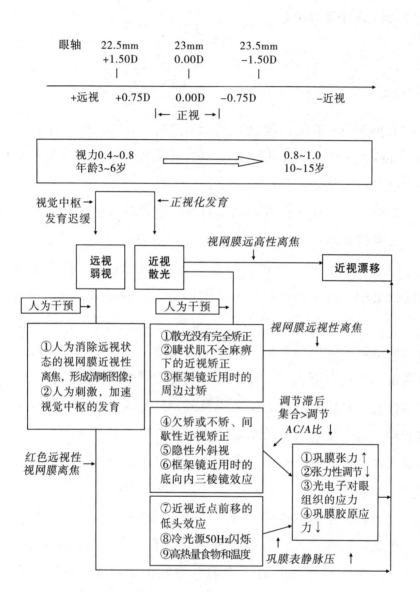

图 2-2 发育与远视、近视、弱视、散光、视力关系

第三章

了解你的眼睛

　　要搞清眼睛为什么能看见东西，首先要了解眼球的构造和功用。眼为人体的视觉器官，由眼球、视路及眼附属器三部分组成。

　　家长了解眼球的发育及眼球发育过程中的主要监测参数和指标，对我们认识、观察自己孩子的近视形成，以及采取措施预防和控制近视的发展具有重要作用。

年龄	视力	屈光度	眼轴	角膜屈光度	前房深度	晶状体屈光度	晶状体张力性调节	眼压	角膜厚度	散光	身高
出生	出生 0.02 2个月 0.05	男性 +3.0D 女性 +3.0D	16.5~17.5mm	52~55.2D				25mmHg	960μm		50cm
6个月	0.1			46D					520μm		
1~2岁	0.2~0.3		21mm								
3岁	0.4~0.6	男性 +2.33D 女性 +2.96D	男性 22.2mm 女性 21.5mm	男性 +43D 女性 +43.7D	2.5mm	+22D	+1.5D	24.5mmHg		+1.75D	
4~6岁	0.6~0.8, 部分 1.0	4岁 +1.5D				+21.5D					120cm
7~8岁	0.8~0.9, 基本 1.0	7岁 +1.0D	22.8mm					22.8mmHg			140cm
14岁	1.0	男性 +0.93D 女性 +0.62D	男性 23.1mm 女性 22.7mm	男性 +42.75D 女性 +43.6D	3.0mm	+19D	+1.0D	16mmHg	520μm	+0.5D	150cm
意义	8岁以后大脑才发认知能力才能完全。8岁之前,1.0可能是近视,不足1.0不一定是弱视	缓冲作用:为3~15岁之间眼轴1mm的发育留出余地	自然增长作用:3~15岁之间,眼轴增长1mm,=-3.0D	补偿作用:曲率的减少,可以补偿眼轴的增长,+1.0D补偿眼轴增长1mm,0.33mm眼轴的增长,-1.0D近视	补偿作用:晶状体变扁平,可以补偿眼轴的增长,节点后移:补偿眼轴1mm增长,缓冲-1.0D近视	补偿作用:晶状体变扁平,可以补偿眼轴的增长,+1.0D补偿0.67mm眼轴的增长,缓冲-2.0D近视	区别于晶状体屈光补偿	眼球球增长的内动力:过高增加眼球的扩张力	眼球扩张的控制力:代表眼球壁的厚度,较薄使眼球易于扩张	在视网膜同接圈产生弥散,促使眼球增长	青春发育期,身高增长10cm,眼轴增长约1mm

图 3-1 儿童青少年不同年龄屈光参数参考值

眼球是怎样构成的

要搞清眼睛为什么能看见东西，首先要了解眼球的构造和功用。眼为人体的视觉器官，由眼球、视路及眼附属器三部分组成。

眼球好似照相机，更接近于现在的计算机。眼球略呈圆球形，相当于计算机的显示器部分，它接受外来信息。它由外壳（眼球壁）和眼球内容物两部分构成。

1. 眼球壁：作为眼球的外壳，它由 3 层膜组成。

（1）外层：包括巩膜和角膜，即俗称的"白眼仁"和"黑眼仁"。相当于照相机的机身、外壳，为一层坚固的纤维膜，后部不透明的巩膜组织坚韧，可维持眼球的正常形状并保护眼内组织。其正前方的透明的角膜和眼内的晶状体相当于照相机的镜头。

（2）中层：富含血管和色素，似黑紫色葡萄皮，故也称葡萄膜。其前部名虹膜，中央有圆孔，称为瞳孔，具有光圈的作用；中部为睫状体，具有使镜头——晶状体变焦作用；后部为脉络膜，主要提供营养物质和微调节作用。中层具有营养眼内组织及遮蔽、调节光线的作用，具有暗箱作用。

（3）内层：为视网膜，主要由视细胞和神经纤维构成，是感受光线和传导神经冲动的重要组织。相当于照相机的底片。

2. 眼球内容物：包括房水、晶状体和玻璃体。

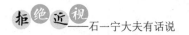

（1）晶状体，相当于镜头，可以变焦距。

（2）玻璃体，呈胶冻状，充满眼球的后 2/3 空间。

（3）前房水，呈水样，充满眼球的前 1/3 空间。

前房水、晶状体、玻璃体与角膜共同构成眼的镜头"屈光系统"，它们具有通过和屈折光线的作用，将外界的图像聚焦在眼内的"底片"——视网膜上。

眼睛是怎样看见物体的

了解了眼球的结构之后，您一定特别想知道眼睛"看见"的过程，这就需要首先知道外界的图像是怎样被收集到小小的眼球"照相机"内的，也就是我们常说到的"眼的屈光系统"，然后了解接受的图像是怎样传入大脑的，也就是"视路"。

什么是眼的屈光系统呢？

眼球内组织要把外界物体发出的光收入眼底，使视网膜视细胞感光，经神经传导至大脑视中枢形成视觉。如同照相机一样，要把大物体照在底板上，就要有一系列光学系统把光线屈折才行。照相机的光圈、凸透镜镜头等即是屈光系统。眼球的角膜、前房水、玻璃体、晶状体和瞳孔等共同完成眼的屈光作用，其中角膜和晶状体有较高的屈光力，是屈光作用的主要结构。如我们知道的得白内障后，手术的同时需植入人工晶体替代；近视的准分子激光则是将"凸"状的角膜切削、变"凹"；OK 镜使角膜暂时变凹，使视网膜成像清晰。

瞳孔是眼球光系的光栅（光圈），直接影响、控制进入眼内的光量和视网膜的成像效果。

眼睛又是怎么"看见"的？

这就需要知道"视路"，它就是视觉传导的神经通路，相当于电线。当视网膜接受光线刺激后，产生神经冲动，经过视神经、视交叉、视束、视放射等传导至大脑枕叶视中枢（位于大脑半球后部，也就是我们俗称的"后脑勺"），在视中枢经过相当于计算机中央处理器（CPU）的细胞整合传入信息，最终形成视觉，也就是我们常说的"看见了什么"。

眼睛的卫士

眼睛的功能如此精密，它是怎样被保护的呢？

"眼附属器"就是它的天然卫士。眼附属器位于眼球的周围，它们以不同方式来保护眼球。眼睑、结膜、泪器等有遮盖、冲洗、湿润眼球的作用，保证眼球和角膜的透明性；眼外肌可牵动眼球运动；骨质的眼眶可防止外力的冲击。

知道眼球发育的意义

家长了解眼球的发育及眼球发育过程中的主要监测参数和指标，对我们认识、观察自己孩子的近视形成，以及采取措施预防和控制近视的发展具有重要作用（图 3－1 儿童青少年不同年龄屈光参数值，见第 26 页）。

1. 眼球的发育过程与身体的发育是同步的。出生时，人

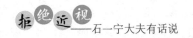

的眼睛较小，呈略扁的椭圆形球体，它的前后径仅有17mm左右。出生后到3岁之间眼球迅速增大到22mm直径的近正圆形球体。到13岁后，眼球便不再生长了，它在10年间只长1mm，也就是说13岁的眼球直径约23mm，眼球发育已成熟，至此眼球基本停止发育了。

2. 眼睛要达到自动对焦的照相机功能，还要有透镜在其中起重要的作用。在眼睛中起透镜作用的主要有2个组织，这两组透镜在眼球的发育过程中会相应地改变着自己的凸透程度，以确保眼睛接受的光线聚焦在眼睛的底片——视网膜上，从而形成清晰的图像。

（1）角膜，即黑眼仁表面的透明膜，它是凹凸镜。

（2）晶状体，呈双凸状，相当于照相机的"镜头"，白内障就是由于晶状体混浊导致的。

较全面地说，眼球的眼轴、角膜曲率、晶状体的曲率相互默契配合，调整眼底成像的清晰度，它们是完全自动的、精准的！

切记

角膜和晶状体与眼轴的调节过程称为"屈光匹配"，各个组织称为"屈光成分"。它们共同形成了人们检查眼睛时的验光度数！

反过来说，由于存在屈光匹配，常给人们造成"屈光正常"或"屈光不正"的假象，使人们疏忽了真正的眼睛发育形成的屈光度数。

一定要记住，眼球的正常发育与近视眼的出现仅一步之遥啊！

什么是好眼睛

我们已经了解到，外界的景象经眼睛的"屈光系统"进行光学折射后，在眼底形成图像。

眼睛在正常休息情况下（俗称"散瞳"），能够把正前方投入眼球的平行光束聚焦在视网膜上，通常我们称为"好眼睛"——医学上称之为"正视眼"，这些孩子在 8 ~ 10 岁视觉发育完善后，检查眼睛视力时，才可以看清远视力表的 1.0 ~ 1.5。

"好眼睛、正视眼"是一个范围，在 + 0.75D 远视 ~ − 0.50D 近视之间。

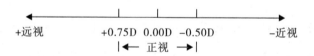

也就是说，儿童 10 岁前的视力不一定都能达到 1.0，因为与孩子其他发育指标一样，眼睛发育也有年龄的差异，特别在 10 岁前，这就需要家长带孩子进行眼部相关检查，确定眼睛的发育状态。

10 岁前，有一部分儿童眼睛尚未发育至正常，直至 14 岁的青春期，眼睛仍然缓慢增长，所以，多数人的屈光状态不是"正零"状态，而是在一定范围分布，如 + 0.75D ~ − 0.50D

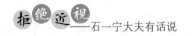
是"成年人的正常眼",相对应的远视力在 1.0 以上。

好眼睛包括 3 个方面

"好眼睛"的概念最少包括了 3 个方面,其中 2 个方面是最简便的直观方法:一是眼轴(后面会详细说明);二是中心远视力,即我们常检查的"视力";三是屈光状态,即我们常做的"验光",但一定不要混淆"配镜",因为验光不一定是为了配眼镜,而配眼镜一定要验光,并且是"标准化验光"!

视力和屈光状态之间的关系

中心远视力和屈光状态之间的关系是:有"屈光不正"的人不一定视力不正常,也可以有 1.0 的视力,无须配镜;视力不足 1.0 的儿童不一定眼睛不正常,可能正在发育之中,并且孩子若保留一定的远视屈光度数,预示将来不会过度发育为近视眼。

家长应该持有像对待孩子身高、体重一样的动态眼光,来对待眼睛的视力和屈光状态!千万不能"拔苗助长",用成人的尺码度量孩子的眼睛!

正视眼好比身高

在判定孩子眼睛发育是否正常之前,先了解"正视眼"的概念。

什么是正视眼?

平行光束投入未经调节的静息眼内，经眼屈光系统（角膜、晶状体）折射后恰好聚焦在视网膜上，这种眼的光学情况属正常屈光，也称"正视状态"，验光结果呈现"0.00D"。正视状态的眼叫"正视眼"。

从生理发育观点来看，眼睛是从"＋"远视逐步发展至"0"正视，接着是过度发育的"－"近视这一个过程。位于"0.00D"的正视眼极少；位于"0.00D"两侧一定范围内的近视、远视（一般指＋0.75D的远视～－0.50D的近视）均属95%～99%的正常人群状态或生理范围。

正视眼好比中国女性的身高，在1～15岁之间由50cm逐步长到160cm，155～165cm是正常范围，而160cm正中间的人占极少数。

有关视力的认识

我们平常所说的视力是指"单眼中心远视力"，是反映功能最敏锐的视网膜黄斑中心区的视力，它是指眼睛视网膜能将外界两个最小的点辨别开来的最小夹角。其实，人眼视觉功能还有多种表现形式，包括视力的周边视力、色觉、光觉、对比觉及双眼视觉。

测定视力的主要工具是视力表。那么日常视力达到多少属于正常呢？

通常我们所说的1.0视力，是指正常人在5m处应该看见的视标，受测人也在5m处看见；而0.1是指正常人在50m处

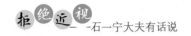

可以看见的视标，受测人需在5m处才能看见。视力的计算公式为：

$$视力（V）=\frac{实际看见某视标的距离（d）}{正常眼应当能看见该视标的距离（D）（0.1=50m）}$$

专家提醒

视力的误区

许多人进医院后不愿意查视力，自觉看得清楚就是正常的；许多家长对孩子的视力要求过高，常在视力表前监督着检查视力，一旦孩子看不到1.0，便厉声要求孩子尽量看、使劲看，检查的是眯眼、挤眼、歪头的假视力。

由于最常见的第一行视力表基本一致，多是0.1，很容易背诵，导致孩子想出许多方法"蒙视力"，或背诵视力表，或让其他孩子站在旁边打手势。

屈光不正

我们常见到"屈光不正"这样的诊断名称，那么什么是"屈光不正"呢？

1. 屈光不正通常是指一种"屈光状态"。

是指当眼睛在正常休息情况下，特别是15岁以下的青少年儿童在麻痹睫状肌（使用睫状肌麻痹剂，如1%环戊通或阿托品眼膏点眼3次，甚至连用3天以上），放松眼睛的调节后，眼睛不能把正前方投入眼球的平行光束聚焦在视网膜上的状况。

2. 光线聚焦在视网膜前后有多种情况，属于"非正视状态"。

（1）视网膜后（远视）。

（2）视网膜前（近视）。

（3）不能在视网膜聚成单一焦点（散光）。

眼睛的光学状态为"非正视状态"时，即所谓"屈光不正"，有近视、远视、散光。眼视光学上称"非正视状态"的眼为"屈光不正眼"，有近视眼、远视眼、散光眼等。

屈光不正眼的分类

根据光线聚焦的情况，医学上将屈光不正眼分为3大类：

1. 远视眼：调节静息时眼屈光系统使正前方投入眼内平行光束聚焦点在视网膜后方，这是由于眼球前后径短或是因眼屈光系统折射力不够强，这种屈光情况的眼称为"远视眼"。

2. 近视眼：调节静息时眼屈光系统使平行光束聚成焦点在视网膜前方，这是因眼球前后径长或因眼屈光系统折射力过强，这种屈光情况的眼称为"近视眼"。

3. 散光眼：眼屈光系统不是完全正球面屈光，例如受眼皮（眼睑）的压迫等，从正前方投入眼内的平行光束不能在视网膜聚成单一焦点，而是一条焦线，这种屈光情况的眼称为"散光眼"。

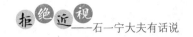

专家提醒

容易与远视混淆的概念

1. 眼睛是由小逐渐长大的，也就是从远视眼逐步演变为正视眼的，但长得过快、过大就变为近视眼了！

2. 眼睛的生长与身体一样，是由小逐步长大的。眼球直径也是由短逐步长长的，在 3 岁前眼睛从婴儿的 17mm 长到 22mm；3 岁时为 22.2mm；在 3～15 岁的 10 多年间长出 1mm，达到成人的 23mm。

与其对应的屈光度就是：2 岁 +2.50D；3 岁 +2.00D；4 岁 +1.50D；6 岁 +1.00D；15 岁 +0.93D。

相应的视力：2 个月的 0.05；6 个月的 0.1；1 岁的 0.2；2 岁的 0.3～0.4；3 岁的 0.4～0.6；4～6 岁的 0.6～0.8；7～8 岁的 0.8～0.9。

容易与远视、弱视混淆的概念

"弱视"的发生多是由于儿童发育阶段"眼球和视觉中枢发育不足"，形成的"矫正视力不能达到正常"的眼功能低下状态。"儿童弱视"多伴有远视眼，影响视力。但切记，正常儿童青少年应该保留一定的"远视眼"，它经眼镜矫正视力可以达到相对应发育年龄的正常视力。

儿童散光的意义

有研究发现，儿童的"散光"是眼球从远视向近视发展的一种力量，也就是说散光是促使眼睛逐步由小长大的因素之一。当儿童验光时发现有散光，一定要确定是哪一种散光，是

"循规"还是"逆规"，是眼内的还是眼外的，散光度数是否随时间而减少，等效球镜是否为"＋"，从而可以判定将来孩子的眼睛是否会发育过度，形成近视。但散光可能使裸眼视力不能达到1.0，或者矫正视力不能立即达到1.0，常常按照"散光弱视"进行弱视治疗，最终导致近视形成。

切记屈光的缓冲与储备

15岁以前儿童的睫状肌麻痹验光均不应该出现近视的状态，严格地讲，到15岁还留有约＋0.50D～＋1.00D的远视，对日后的继续学习用眼会大有帮助。

视力正常不等于屈光正常

视力是检测视觉发育正常与否的重要指标之一。目前常用对数/标准单眼远视力表来测定视力。这是一种主觉功能测定法，多受心理因素、物理因素、智力因素影响。

视力的发育像身高一样随年龄增长，到10岁以后达到1.0。由于人体具有复杂的代偿或补偿能力，视力正常不等于屈光正常，生活中许多具有1.5，甚至2.0视力的人，在中年后发现过早"老花"，检查才发现是"远视眼"；许多孩子五六岁时视力就达到1.0，验光检查为"正视眼"，很快在小学五六年级发现得了"近视"。

所以，观察孩子眼睛发育的指标不能简单依靠"查视力"，还需要有多项指标的综合考虑、评价，包括验光、睫状肌麻痹验光或充分雾视后验光、散光、眼轴、角膜厚度、角膜

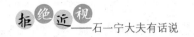
曲率、眼压、晶状体调节度等，后面我们将会一一讲述。

当眼睛伴有屈光不正时，通过镜片矫正，其矫正视力依然可以达到 1.0。还有一定范围的远视、近视和散光裸眼也可以达到相对应年龄的正常视力。

与身高、体重、血压、脉搏等其他人体的生理数据一样，眼的屈光状态为一种"正态分布"，即"钟形"分布，90%～95%的在生理范围内，正视眼仅为其中一点，亦即从远视眼到近视眼一条线上，"屈光度（D）＝0.00D"的这一点的左侧为远视眼，右侧为近视眼。

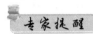

视力与屈光不正

视力，特别是矫正视力可以在 10 岁后达到 1.0，而 ±0.50D 的屈光不正或散光并不影响视力的正常，也不代表屈光不正。

孩子一定要看到 1.0 吗

视力发育经过一个过程，需要有外界物体光、形、色的刺激发育才逐步完善。影响视力发育的因素包括眼结构异常、多种疾病及环境因素等。出生到 3～6 岁是视力发育的黄金时期。

儿童视力应是多少？如何测定？如何判定？这些问题常常被人们忽略。人出生后即有视力，约为成年人的 1%，出生相当于距 1m 能数指，或 0.02；2 个月婴儿视力为 0.05；6 个月为 0.1；1 岁为 0.2；2～6 岁时视力为成人视力的 40%～80%；

2 岁为 0.3 ~ 0.4；3 岁为 0.4 ~ 0.6；4 ~ 6 岁为 0.6 ~ 0.8；7 ~ 8 岁时视力为成人视力的 90% ~ 100%，为 0.8 ~ 0.9。

所以，单纯过度关注孩子的视力是否达到 1.0，也就是用成年人的统一标准要求儿童的视力发育，这正是我国目前大量学龄儿童近视眼形成的原因或促进因素之一。

目前，国内有关专家已经修订了我国关于"儿童弱视"的诊断标准。在视力检查时，要求参照其他相关参数，对视力的检测结果进行综合评判，也就是说从发育的角度来理解视力，这对全面评估孩子的视觉发育具有重要的意义！从根本上解决了"儿童弱视"诊断泛化导致人为促进眼球发育的中国儿童近视低龄化的问题。

我们也可以通过检测视力，初步预测近视，判定是否存在过度的视力发育。

衡量眼球发育的关键客观指标

我们通常选择以下几个关键指标来衡量眼球的发育（图 3 - 2 发育与屈光成分匹配和调节的关系，见第 40 页）：

1. 眼轴。

2. 角膜曲率。

3. 眼屈光度，包括正常小瞳孔下的验光以及环戊通/阿托品/托吡卡胺睫状肌麻痹后的验光或充分雾视后的验光。

4. 眼的屈光调节力，间接的是睫状肌麻痹前后屈光度相减的差值。

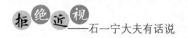

其中，眼轴和角膜曲率是最为关键和直观的，而调节力是最容易误导人们对屈光度真实状态的判断。

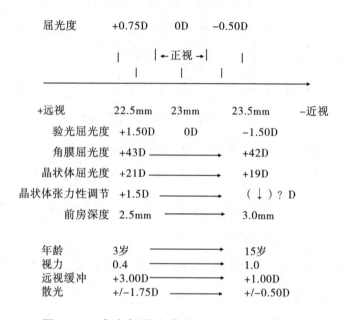

屈光度	+0.75D	0D	−0.50D

|←正视→|

+远视	22.5mm	23mm	23.5mm	−近视
验光屈光度	+1.50D	0D	−1.50D
角膜屈光度	+43D ——————→		+42D
晶状体屈光度	+21D ——————→		+19D
晶状体张力性调节	+1.5D ——————→		（↓）？D
前房深度	2.5mm ——————→		3.0mm

年龄	3岁 ——————→	15岁
视力	0.4 ——————→	1.0
远视缓冲	+3.00D ——————→	+1.00D
散光	+/−1.75D ——————→	+/−0.50D

图3-2　发育与屈光成分匹配和调节的关系

第四章

搞清楚近视

要知道近视是什么样的疾病，首先要搞清楚什么是"好眼睛"，以及近视与弱视、远视、散光等的关系。

在我的门诊经常会有家长问起这样的问题："弱视了怎么办？""远视要治疗吗？""我孩子怎么有散光？""近视不带眼镜行吗？"等。

从我的角度看，这4个常见问题正好是儿童眼球依次发育的过程的屈光表现，非常遗憾的是，家长们将眼球依次发展的不同阶段，割裂成孤立的"疾病"，机械地进行了"对症"治疗。

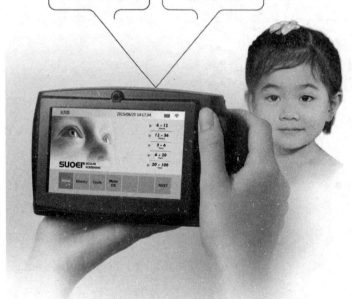

验光

- 双目同时测量
- 球镜度
- 柱镜度
- 轴位角
- 瞳孔大小
- 瞳距
- 固视方向
- 记录光的异常反射

筛查

- 近视
- 远视
- 散光
- 斜视
- 瞳孔大小不等
- 屈光参差
- 固视不对称
- 光的异常反射

图 4 - 1　SW800 视力筛选仪

关于近视与弱视、远视和散光

要知道近视是什么样的疾病，首先要搞清楚什么是"好眼睛"，以及近视与弱视、远视、散光等的关系。

在我的门诊经常会有家长问起这样的问题："弱视了怎么办？""远视要治疗吗？""我孩子怎么有散光？""近视不戴眼镜行吗？"等。

从我的角度看，这4个常见问题正好是儿童眼球依次发育过程的屈光表现，非常遗憾的是，家长们将眼球依次发展的不同阶段，割裂成孤立的"疾病"，机械地进行了"对症"治疗。

弱 视

前面讲过，"弱视"是指眼视功能低下；前面还讲过，眼睛是随身体发育逐步长大的。在长的过程中，视觉发育逐步完善，就好像孩子认识人、认识物体、认识字一样，对视力表的完全认知需要到6~8岁，也就是说这时才有可能达到1.0的视力。

换句话说，只有80%的儿童在6~8岁时能够认识1.0的视力表，还有20%的儿童不会辨别1.0的视力表，我们不能机械地将不足1.0的眼睛轻率地诊断为"弱视"。

"儿童弱视"的诊断需要非常慎重！

"儿童弱视的治疗"更是应该慎之又慎！

不能简单地对视力在 1.0 以下的、6~8 岁以下的儿童进行人为的"弱视"治疗。弱视治疗在本质上讲，就是促使发育迟缓的眼球迅速发育，其结果就是向近视的方向发展。这就解释了为什么发育成熟的大龄弱视极难治疗，而发育中正常儿童"弱视"很容易治愈。

走出误区

机械判断视力，一把尺子衡量视力

公众对于孩子的眼睛状态大多贯穿着"视力非 1.0 即屈光不正（近视/弱视）"的绝对观念。实际上，视力检查过程中，除了年龄因素外，大脑对图形的认知是孩子对视力表理解程度的重要影响因素。

当然，认知迟缓并非智力发育迟缓！这是许多家长马上会联想到的问题和关联答案。10% 左右的孩子在 8 岁时仍然不能识别 0.8 以上视力。如果我们改变 E 字视力表为手型视力表，或双眼同时检测，则可以明显改善孩子对视力表认知。

切记

不同年龄，衡量视力的尺度不一样。好孩子不一定是 100 分！好眼睛不一定是 1.0！

儿童需用手型儿童视力表！

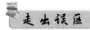

学会探知儿童真实视力

当孩子的视力没有达到相应年龄的最低认读视力时，应该采取以下方法：先耐心教认视力表；改日重测视力；或换用手型视力表检测；采用双眼同时检测视力；动态观察，严密监测，如缩短检测的间隔时间，将每半年复查视力改为每1个月复查。还需同时参考其他检测指标，帮助判断视觉发育是否在正常范围，如屈光度、眼轴、角膜曲率等，也可以用视力筛查仪（图4-1 SW800视力筛选仪，见第42页）。

远视与弱视

因为孩子出生后就开始发育，眼球也由远视状态发育成正视状态，视觉逐步发育成熟的过程就是从视力表认知不足1.0的状态发育到正常视力状态的过程。所以，儿童弱视常与儿童远视连在一起。

近　视

其实，眼球就是从远视状态逐步发展为"正常的正视"，发展过头就成为"近视"了，就好比下面的代数轴线，"好眼睛、正视眼"是一个范围，在+0.75D远视与-0.50D近视之间。

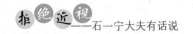

与身高等其他身体发育一样，人的眼睛发育一般长到－0.50D左右就停止了。一旦长过头，或过早刺激发育，就会产生"拔苗助长"的结果，即"长出了"近视。

弱视治疗的原理就是人为刺激视觉发育，使发育迟缓的眼球赶上正常身体的发育水平，好比小儿麻痹的肌肉训练一样，所以人为干预性治疗需要有正确诊断的前提和把握一定的"度"。

走出误区

过早进行"弱视"治疗，眼球可能"长过头"

对视觉发育中的正常屈光形成过程认识不完全，过早地对低于1.0视力的幼儿进行弱视治疗和干预，加速了视觉发育速度，使屈光正常化过程快于身体发育速度，因为近视实质上是眼球的过度增长。

从上面我们了解到，如果机械性地按照绝对的对某一"点"的理解，眼球的正常发育与远视和近视之间仅毫厘之间，也就是说，眼睛多长出一点点，就是近视，而少长一点点，就是远视。眼球发育不足，同时伴有视觉发育迟缓、视功能低下时，表现为"弱视"。

我们询问大量有近视的青少年，并观察记录了他们的近视形成过程，发现导致青少年近视发生的诱因中，许多是过于盲目重视视力的结果。

散 光

散光的概念是眼球球体不是"圆"形，在角膜这一光学球面上，垂直径线的弯曲度较水平径线大，形成的垂直球面的光线焦点较水平球面的焦点在视网膜前，这是儿童期眼球发育的主要表现，这也是影响视网膜成像质量的原因，导致视力不能达到 1.0。随着年龄的增加，散光逐步减少。

我的近几年临床研究发现，散光对于眼睛向近视方向发展具有重要作用。散光，特别是近视散光的存在促使眼屈光向正视、近视发展，当眼轴较短时，散光的存在促使眼轴长长，眼发育成为正视；当眼轴较长时，散光的存在促进眼轴继续长长，眼球发育成为近视。

家长关注

孩子散光意味着什么

散光：确定散光轴位，正常时近视轴位在 $180° \pm 15°$，远视轴位在 $90° \pm 15°$。

如果孩子 4 岁左右有 2.00D 以上的大散光时，一定要测量眼轴、散光轴位、散瞳后验光屈光度，严密观察散光的变化趋势，即若从"＋"的"$90° \pm 15°$"，逐年向"－"的"$180° \pm 15°$"转变时，常提示是一种"近视眼"的前兆！

特别是许多进行弱视治疗的孩子，细心的家长会注意到，医生告诉说"你的孩子是大散光，视力不能正常，形成了弱

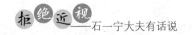
视"，还发现每次验光的散光度数或轴位不断在变化！知道了上面所说的常识，就知道孩子的眼睛已经或正在向近视"前进"！

眼轴和角膜曲率补偿机制

眼屈光度是多个屈光成分补偿后的眼综合屈光状态的显现。真实的屈光度或眼屈光状态随眼轴和角膜曲率的改变而变化。

眼轴、角膜曲率以及晶状体一起被称为"屈光成分"。

眼轴在一定范围内的增长，角膜曲率的补偿性变化可以努力保持眼睛的正常。不论是基因还是环境因素，近视的发生是眼球的增长超出正常角膜补偿能力，以至于角膜曲率的持续补偿性偏平、角膜曲率减小，无法补偿过长的眼轴，从而无法维持正视状态的结果。

我们的研究结果表明，近视形成初期，眼轴和角膜在维持眼球正视化过程中呈现一种"轴长率消"的补偿机制，即近视性的眼轴增长可能被角膜曲率的补偿性减小而掩盖。

走出误区

眼睛需储备远视屈光度，以缓冲 18 岁后的发育

儿童正常眼的屈光度一定不是 +0.00D，眼睛需储备远视屈光度，以缓冲 18 岁后的发育。儿童的屈光度与视力一样，不同年龄屈光度范围不同。根据美国 Curtin 等早年研究，儿童

2 岁有 +2.50D，3 岁有 +2.00D，4 岁有 +1.50D，6 岁有 +1.00D。

在青春期后眼球仍有一段近视化的过程，当 6 岁时屈光状态为 +0.50D 到 +0.00D 的儿童，其很可能在 14 岁时发展为近视；美国海军专科学校入学时，要求学员具有 +1.00D 的远视缓冲能力，以确保将来军官的视力尽可能小地受到青春期后近视化过程的影响。

对孩子屈光度的正确判定需参考以下研究结果：即大部分儿童眼睛的总屈光度显示为远视度，并且逐年稳定地下降。

1. 出生时眼球的屈光度：男生远视 +3.00D，女生 +3.00D。

2. 3 岁时的平均屈光度：男生 +2.33D，女生 +2.96D。

3. 6 岁时的平均屈光度：男女生均分布在 +0.50D ~ +1.25D 范围内。

4. 14 岁时的平均屈光度：男生 +0.93D，女生 +0.62D。

不同年龄，衡量屈光度的尺度不一样！可以根据医学验光预测近视形成，对儿童的屈光储备情况作客观的判断。

眼轴与屈光度的关系

眼轴与屈光度的关系大约如下：

6 岁儿童的眼轴约为 22.5mm；正常人在 15 岁时眼睛发育

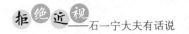

完成，眼轴约为 23.5mm；6~15 岁眼轴仅增加 1mm。

下面的数据可以帮助我们预测近视的发展趋势。

1mm 眼轴 = -3.00D 近视，10 余年间的自然发育生长，平均每年眼轴增长约为 0.08mm、屈光度增加约为 -0.25D。

屈光补偿，可能掩盖真相

复杂的眼球具有多变的"屈光补偿"系统，可能掩盖眼球屈光状态的真相。

眼睛是一个复杂的生物光学系统，是有黏滞性和弹性的含半液态内容物的类球体，在一定内部压力眼压的作用下，进行有限扩展力，保持眼球的外形；具有不同球面相互补偿匹配功能，包括角膜曲面——角膜曲率（图 4-2 SW6000 角膜地形图，见第 56 页）；具有精确高速变焦调焦功能，主要是晶状体的作用。在它们的综合作用下，眼球实际上的屈光度在儿童多偏于远视。

角膜曲率的陷阱

角膜曲率的补偿性弯曲度改变，可能形成"隐性近视"——曲率补偿性近视。

角膜曲率与眼轴的关系：1D 角膜曲率可以补偿 -1.00D 近视，正常人 6 岁时角膜曲率为 +43D，正常人 15 岁时角膜曲率为 +42D；同时还有晶状体的调节力，约在 +1.50D ~

+3.00D范围内。

我见到一个 6 岁的孩子，角膜曲率仅为 39D，睫状肌麻痹验光的屈光度为 +6.00D，眼轴 23.0mm；观察 7 年，13 岁时，角膜曲率降低为 38D，散瞳验光的屈光度仍有 +3.00D，眼轴已达 24.0mm，眼底已经呈现近视性扩张的"弧形斑"。

角膜曲率的补偿性弯曲度导致孩子"隐性近视"——曲率补偿性近视，呈现"假远视、真近视"的矛盾现象。

眼的屈光调节力

眼的屈光调节力主要表现为睫状肌麻痹前后屈光度相减的差值。

因为眼睛是一个有弹性的生物类球体，眼睛中还有一个重要的"变焦镜头"——晶状体时刻进行高速动态的调节，与角膜曲率的补偿性弯曲度一起综合作用，眼球实际上的屈光度在儿童多偏于远视，过度调节或调节痉挛、变焦镜头变凸，屈光度可能呈现偏近视状态，形成"调节性近视"——"假性近视"。正常人 15 岁时角膜曲率为 +42D，晶状体的调节力约在 +1.50 ~ +3.00D 范围内。

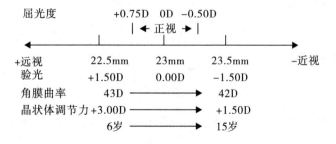

需要注意的是，近年来近视儿童呈现过度调节的表现明显减少，睫状肌麻痹前后的晶状体调节力常常消失，所以，家长一定要像区别"弱视"一样，区别孩子是否存在调节性近视，避免贻误早期控制时机。

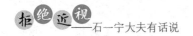

警惕隐性近视

在学龄前期和学龄期早期的 3~10 岁之间，眼球处于缓慢发育期，临床中观察到，儿童近视初期到发育期的近视快速进展期之间存在着临床视觉的"盲区"，即在 3~6 岁的学龄前期和学龄期早期的儿童综合屈光度呈现完全正视状态或轻度远视，却在 10 岁、15 岁左右的青春前期、青春发育期突然完全显现，临床表现为每年 −1.00D ~ −2.00D 的迅速近视加深。

这是由于眼球存在发育性的角膜、晶状体的逐渐补偿过程，以及伴随的晶状体调节，即眼球发育时，角膜和晶状体逐步变扁平，以补偿眼轴增长可能产生的屈光不正，称为正视化过程。

简单地说，发育至青春期的 23mm 眼轴，需有 +3.00D 的远视屈光度缓冲，并以每年 −0.25D 递减，同时叠加 +1.50D 波动状态的晶状体调节。

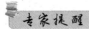

鉴别隐性近视

对隐性近视阶段人们缺乏认识，它是近视形成前的可逆或部分可逆阶段，如果人为干涉介入治疗有可能推迟近视的发生、减缓近视的发展速度，进而在 18 岁控制近视最终的严重程度和总发病率。

但家长对青少年学习的重视程度远远超过了对健康的关注。致使简单快速验光后匆忙戴镜，或青少年近视已达 -3.00D 以上才配镜，只有很少一部分人进行眼生物参数检查。

还有人盲目坚持孩子是假性近视，进行过度眼保健治疗训练，仅仅以视力作为训练效果判定指标，误将晶状体的巨大调节范围视为"假近视"进行治疗，忽略了屈光度和屈光成分的综合判断。

近视性弱视对吗

除了前面提到的将正常近视状态、伴有散光的儿童视力不能完全达到 1.0 的诊断为弱视，并进行治疗外，许多人将患有近视的儿童戴镜后视力不能提高的状态，轻率地诊断为"弱视"，并且匆忙立即进行弱视训练和治疗。很快视力就提高到了 1.0，"治愈了"，家长和训练中心皆大欢喜！但是，多会给家长留一句话："您的孩子将来一定会近视的。"果不出人们的预料，小学二三年级逐步近视，并且进展很快，家长很敬佩："预测得真准啊！"

岂不知，家长就是孩子近视的推手！

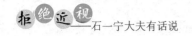

因为，弱视治疗就是促进眼睛的发育速度，也就是说，真正的弱视是眼球发育迟缓，需要人为促进发育；而在3~6岁间的眼球发育没有完善时，特别是我们并不知道孩子眼球的发育状态时，需要详尽地检测与眼发育相关的眼生物参数，认真地进行分析评估，并且通过一段时间的观察，掌握眼发育的趋势和速度。

多数情况下，孩子的眼睛并不是弱视，而是没有发育完善，或正在发育过程中。匆忙地人为干预，导致孩子快速发育期的无序增长，形成过度发育的近视。

知道了弱视治疗的原理，针对近视实施弱视治疗就会加速近视的发展！有人会问，那孩子近视时为什么视力不能矫正到正常呢？

近视不能矫正至正常视力的原因有这么几种：

1. 长期不戴镜的模糊状态，需要一段时间的戴镜矫正才能将正常的信号传送到大脑识别，逐步建立正常的认知过程，所以，国际上规定近视戴镜矫正需3~6个月后复查视力，视力低于正常的情况多会消除。

2. 严重的散光状态长期不矫正，或矫正不足，大脑无法得到清晰的图像，特别是戴镜位置不正确，戴镜并不能起到矫正作用，有时还会加剧散光，所以，在有条件的情况下，最佳的消除散光的方法是通过双眼视功能训练，调动眼内晶状体的调节潜能，补偿角膜散光，还可以配戴高透氧硬性角膜接触镜，还需要寻找生活中散光的原因，如眯眼、单眼皮、俯卧睡觉、户外活动少、营养不均等。

3. 最关键的近视性弱视多指高度近视性弱视，如果做一张眼底照片和 OCT 的 EDI 检测，我们不难发现，孩子实际上已经是病理性近视了，也就是说眼睛过度扩张使得眼球各层组织拉长变薄、甚至萎缩！

所以，当孩子眼轴超过 25mm 时，切勿忽略已经提前到来的病理性近视，这是 30 年后孩子可能因近视失明或低视力的危险信号！

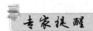

眼球的动态、整体观

至此，我们明白了前面的 4 个概念，视力与"弱视"，眼球发育中的"远视"与"散光"，过度发育的"近视"，还有 4 个屈光成分，眼球的储备缓冲的"屈光度"，屈光状态关键成分"眼轴"，补偿作用的主要成分"角膜曲率"，变焦调节的主要成分"晶状体调节力"，我们很容易理解：近视就是眼球的过度增长，增长过程中的多种因素的补偿和眼球的生物特征、大脑认知能力等可以使眼睛表现出"弱视"、"远视"、"散光"。

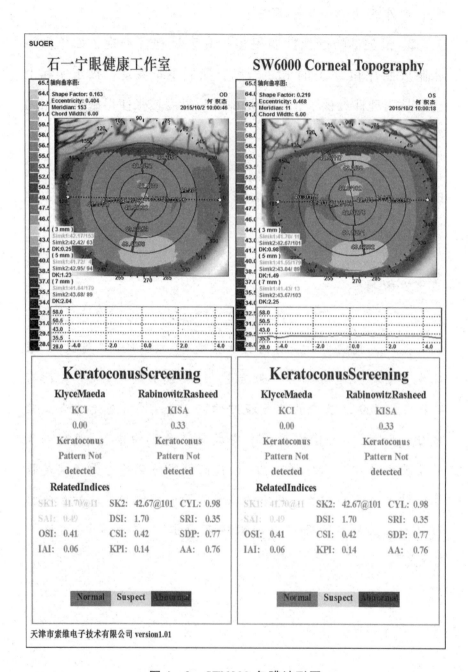

图 4 - 2　SW6000 角膜地形图

第五章

眼睛的检测

视力多少属于正常呢？

人们通常所说的 1.0 视力是指 10 岁以后，以及正常成人矫正后的标准视力，而 10 岁以下的孩子有一部分不能达到 1.0 的视力，还有 6 岁以下的儿童相当一部分在 0.8 以下。而 4 岁多的孩子若达到 1.0，应该怀疑是否潜在有"近视"的发育趋势！

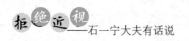

双眼视功能检查报告单

编号： 　　　第 次

姓名： 性别：男 女 年龄： 岁 生日： 年 月 日 身高 cm 体重 kg 眼压 od/os / mmHg

验光：右眼 左眼

检查	项目	方法	右眼	左眼	参考值
1	眼位	映光法	正位□ 斜视□ 斜位□		正位□
	主视眼				
	同视机	同视机法	□同时视 □融合		融合范围：-2——+25 度
2	同时视	偏光镜法	有□ 无□		有□
3	不等像视	偏光镜法	有□ 无□		无□
4	静态融像	Worth4	2、3、4、5、个点		4 个点
5	立体视	偏光镜法	有□ 无□		有□
6	远水平隐斜视	马氏杆法	△		△
7	远垂直隐斜视	马氏杆法	△		△
8	AC/A	梯度法	△		2±4 △
9	FCC(BCC)	±0.50 交叉柱镜	D		0～0.75D
10	远距离融像功能	BI 棱镜	X/ /		BI:X/5～9/3～5
		BO 棱镜	/ /		BO:7～11/15～23/8～12
11	NRA 负相对调节	近视力表	D		2.50～+3.00
12	PRA 正相对调节	近视力表	D		3.00～3.50
13	最大调节力	负球镜法	D		15-0.25×年龄
14	调节幅度	近移法	D		D
15	近水平隐斜视	近视标棱镜	△		△
16	近垂直隐斜视	近视标棱镜	C		△
17	近距离融像功能	BI 棱镜	/ /		BI:12～16/19～23/11～15
		BO 棱镜	/ /		BO:20～24/28～32/8～12
18	集合近点	近移法	CM		看近的最近距离
19	调节灵敏度	球镜翻转拍	右眼 次/m，左眼 次/m，双眼 次/m		单眼 12 次/m 双眼次 8/m

诊断	视功能训练方案
□调节过度 □调节不足	□翻转拍 □聚散球 □字母表 □水平干扰片
□集合过度 □集合不足	□集合卡 □鱼骨卡 □救生圈 □偏心同心圆卡 □偏心环卡 □运动注视卡
□调节紊乱 □运动障碍	□固定矢量图 □可变矢量图
□认知障碍	□追踪/扫视训练 □闭合/整合 □几何板/艺术图形 □手眼协调/分辨和记忆
□远视性弱视 □黄斑抑制	□光刷 □红闪 □实体镜 □红绿阅读 □偏振阅读

报告日期： 报告人：

图 5－1 双眼视功能检测

视　力

见第三章，这里不再赘述。

近视力

除远视力外，近视力测定也十分重要，但常常被忽略。

"近视力"为33cm近距离中心视力，亦称"调节视力"、"阅读视力"，是了解眼视觉与屈光功能的重要检测之一。正视眼在视近处物体时，一定要通过眼调节，也就是近视力表是测定动态视力，相对的远视力表是测定静态视力的。

测定近视力，检测距离不必严格限制，特别是屈光不正者，看清楚最佳视力即可。中高度远视或滴用睫状肌麻痹剂时需将表拿远些才可查出最佳视力，正常者可在33cm处看清1.0。测定可用自然光线，亦可用手电光照亮。

常用的几种视力表

常用的视力表有6种，每种视力表1.0或6/6、20/20、5/5或5.0均为正常视力。

1. Snellen视力表：每个字含5视角，按视角原理制成大小不等的多行视标，依次排列在表上，用分数记录视力，分子为检者距离（美国用20ft；英国用6m），分母为设计距离。

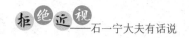

2. 标准视力表：也是用视角原理，用 E 字作视标，检查距离为 5m，视力直接用小数记录（如 0.1，0.5）。

3. 对数视力表：1 视角为标准视力，E 字形，5m 距离，10 行视标相差 10 倍，1.26 倍作为每一行视力差数。

4. 儿童视力表：以儿童常见的图形或手形作视标。对于许多儿童，特别是 6 岁以下的儿童，常需要用儿童视力表以及双眼同时检测的方法测定视力，以检测出真实视力。

5. LogMAR 视力表：使用对数法进行试标等级的分级。

6. 综合验光台的投射视力表。

视力正常者，只表示中心视力良好，并不能排除屈光不正、调节异常（如调节麻痹），或其他某些眼病（如视乳头水肿、青光眼）。

视力多少属于正常呢？

人们通常所说的 1.0 视力是指 10 岁以后，以及正常成人矫正后的标准视力，而 10 岁以下的孩子有一部分不能达到 1.0 的视力，还有 6 岁以下的儿童相当一部分在 0.8 以下。而 4 岁多的孩子若达到 1.0，应该怀疑是否潜在有"近视"的发育趋势！

影响视力测定的因素有哪些？

通常所指视力，是主觉的远距离中心视力。这种视力仅为完整视力概念中的一部分，这并不等于生理视力。影响视力测定的因素有以下几方面：

1. 外界因素：物象条件如视标字与背景对比，视力表照明，视力表距离，反光镜质量（距离不够5m时用平面镜），测视力时周围有无人为干扰。

2. 个体因素：

（1）生理因素：年龄、调节力、屈光度、瞳孔大小（3mm效果最好）、有无眼球震颤、眼睑隙缝作用（眯眼可增加0.287）、大脑认知能力。

（2）病理因素：各种眼病，包括屈光不正；药物作用或全身疾病。

（3）心理因素：智力、经验、记忆、联想、注意力集中否、精神状态、暗示作用等均可使视力波动。

如何正确测出视力

检查时，将视力表挂在距离5m的明亮处，室宽不足5m可利用平面反射镜，将镜挂置于距视力表2.5m处，根据平面镜像原理，视力表的影像必在镜后2.5m处形成。当被检者坐于视力表前注视镜内视力表时，其距离恰为5m。使表中1.0一行视标与被检眼等高，视力表上照度要均匀无眩光，人工照明要求照度为300～500lx。

检查视力要先查右眼，后查左眼，避免遮眼器压迫眼球、眯眼或偷看。要由上向下指示视标，被检者在3秒种内说出或指出缺口方向。检者将说对的最后一行视标旁的视力数值记下即为被检眼的视力。戴镜者要先查裸眼视力，再查戴镜视力，

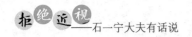

如已知镜片度数者应同时记下镜片的度数。在 5m 处看不见表上第一行视标时，可让被检者慢慢走近视力表，直至能看清最大视标 0.1 为止，此时记录其与视力表的距离，可按下列公式计算，即可得出其视力：

$$视力 = 0.1 \times 被检眼视力表的距离 / 5$$

如走近至 1m 处仍不能认出最大视标时，被检者可临窗而坐，检者可在发暗背景前伸出手指让他辨认手指数目，记录他能辨出指数的最远距离，例如 40cm 数指。如果在最近距离仍不能辨认指数，可用手在被检者眼前慢慢摆动，记录分辨出手动的最远距离，如 30cm 手动。如被检者看不见眼前手动时，可到暗室用手电光照向患眼，看他有无光感，如在 20cm 处可感知光亮，可记录视力为 20cm 光感。如被检者连光亮都不能感知，可记录其视力无光感或 0。

验 光

眼的屈光检查叫验光。有人把检查视力（中心视力）叫验光，这是错误的。通常用视力表测定的视力（中心视力）反映眼内黄斑中心凹的功能，验光是检查眼的屈光状况，屈光正常一般视力正常，屈光不正会影响视力。

验光有 2 种方法：

1. 主观检查法：以被检者自己的主观感觉判断为准，经常用插片、云雾法。

2. 客观检查法：是检查者利用仪器检查，以客观地决定被检者屈光性质和程度的方法，仪器种类很多，常用的有检影镜、带状光检影镜、电脑验光仪等。

验光步骤

儿童验光的步骤一般分为：

1. 检影：先做客观检查（检影或电脑验光），再做主观检查（雾视后试镜片）

2. 根据儿童配合理解能力，进行与调节和集合相关的双眼视功能检测（图 5 - 1 双眼视功能检测，见第 58 页）。

3. 睫状肌麻痹：6 岁前高度远视伴内斜视儿童用 1% 阿托品眼膏，每日 3 次，共 3 天；12 岁前儿童用 1% 赛飞杰眼液，12 岁以上用 0.5% 托品酰胺眼液，3 ~ 6 次，每次间隔 5 ~ 10 分钟。

4. 复查：睫状肌麻痹后，瞳孔散大、眼调节力减退，对屈光度数较高的或有散光的被检者，可以待药物作用消失后（阿托品 21 天，赛飞杰 3 天，托品酰胺用药后次日）再做一次试镜检查。

最后，将几方面所得结果互相验证，决定眼镜处方。

医学验光/标准验光/规范验光

验光这一名词家喻户晓，用老百姓的话来说，"验一下光，看有没有近视、远视或散光"或"验光就等于配眼镜"。

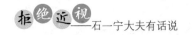

但验光其实是医学术语，验光的医学含义是检查眼睛屈光状态。

凡是验过光的人都知道，近视眼的人若戴上 −2.00D 镜片，矫正视力达 1.0 的话，−2.25D、−2.50D、−2.75D 以及 −3.00D 的验光镜片戴在眼前，矫正视力都可以达到 1.0，那么从这 5 种不同度数的镜片中究竟选用什么度数呢？不同的验光单位开出的验光单结果可能会有不同，这就会给家长带来疑惑。如果正确使用医学或标准验光，采用统一的"调节静息状态"标准判断屈光度，就不会产生这种矛盾了。

目前主觉验光最常用的验光是插片法，技术水平高一点的验光师会使用检影镜进行客观验光。儿童因为调节力强，需要麻痹睫状肌后验光。最方便的客观验光是使用电脑验光仪，它能迅速告之您大致的度数，但这些验光都不属于医学或标准验光。医学或标准验光必须进行以下内容：

1. 检查主导眼是右眼还是左眼。眼睛与手一样，有人以右手为主，有人以左手为主。右手为主的人约有 50% 主导眼是左眼，戴镜前后的主导眼必须保持一致。

2. 检查眼位。如果是内隐斜，近视眼必须配得浅些，远视眼必须配得深些；如果是外隐斜，近视眼必须配得深些，远视眼必须配得浅些。

3. 检查调节力。如果调节力强，近视眼必须配得浅些，远视眼必须配得深些；如果调节力弱，近视眼必须配得深些，远视眼必须配得浅些。

4. 双眼调节必须取得平衡。调节是指能看清近距离物体功能。

5. 处理好瞳孔距离。在作镜片瞳孔距离（指两镜片光学中心距离）处方时，远视镜片要略大些，近视镜片要略小些，有助于通过镜片的三棱镜效用，保持双眼单视功能。

6. 检查双眼视功能。包括远近隐斜、聚散功能、调节功能、立体视、运动认知功能。

由于中国的眼视光专业的归属和教育问题，儿童青少年的验光和配镜主要由配验成人的市场化的眼镜行业承担，并由劳动部门管理，而且验光和给镜处方的视光技术与眼镜销售混淆，就好像医疗的检查和诊断治疗与药品医疗器械销售混淆一样。儿童青少年的验光和配镜需要具有一定的临床眼科知识和视光技术的人员来承担，验光必须使用高精密、高成本的综合验光仪，而且费时较长。目前，为了医学和眼镜业的相互协作，有人提出规范化的标准验光模式，因为验光配镜不仅是为了看清物体，还对眼睛起着保健治疗作用，以达到舒适、持久、清晰的目的。

摆脱对儿童近视的"立等可取"的配镜方法

家长对青少年学习的重视程度远远超过了对健康的关注。我们常看到，孩子因视力严重下降，以致影响学习成绩时，才在开学之际，到眼镜店的"立等可取"服务台，简单快速验光后匆忙配镜；或近视已达 −3.00D 以上时才到眼镜店配镜。综合医院的眼科或专业视光中心的医学验光或标准验光检查也不尽完善，这也与我国的视光学高等教育不完善、医院的视光专业人才匮乏、国家简单地将"配眼镜"工作归属划分给劳动部的"劳保用品"等有直接关系。

由于在确定儿童青少年的近视眼性质之前配戴眼镜，忽略了其中的晶状体瞬间性调节作用，可能过度矫正，过度矫正的凹透镜将光线开散、焦点后移至视网膜后，人为制造了"离焦性近视眼模型"，有可能加速了近视的发展。

所以，在配镜之前应该有一个根据双眼视功能状态的训练和治疗。

孩子配眼镜的基本原则应该是：

1. 远视眼伴弱视的眼镜应该是睫状肌麻痹后检测到的最大度数，称为足度数配镜，这时的戴镜视力多较不戴镜视力差。

2. 近视眼的眼镜应该是重建眼调节集合功能后医学验光或充分雾视后的足度数配镜。

儿童"治疗眼镜"不同于"劳保商品眼镜"

迄今，近视的低龄化和高发病率导致眼保健和眼镜业存在巨大的商业市场，而医疗市场化也产生负面影响。用于视力矫正的眼镜、隐形眼镜在国内分别归属于第二、第三类医疗器械，特别是隐形眼镜与人眼组织长期密切接触，由于可以被视为普通商品随意买卖，加之没有匹配相应的体系进行医疗专业的培训，在这类眼镜的使用过程中缺乏医疗监督和控制，存在着对儿童眼健康的伤害的潜在危险。

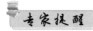

勿嫌孩子散瞳验光 "太麻烦"

一提起散瞳验光，不少人就立刻犹豫起来，不愿接受。特别是孩子家长，经常由于"听邻居说散瞳对眼睛不好"而拒绝给孩子散瞳验光。有的家长则嫌散瞳太费时间、"太麻烦"。

实际上，散瞳验光的直接目的是通过药物使睫状肌充分放松，以便客观准确地验出屈光度数，特别是高度近视、伴内斜视、6 岁以下的儿童的眼睛调节力特别强，极易出现过度调节后的"假近视"。当散瞳药物作用消失后瞳孔恢复正常，对眼睛无任何伤害。只是需要在日光下避光或戴墨镜避光。

关于孩子是否需要散瞳，需由医生检查后决定，所以医生允许的散瞳验光是可以放心的。了解了医学验光和正确配眼镜的重要性，知道确定近视眼性质的意义后，对散瞳的疑虑就会随之解除，散瞳的作用不言而喻。

电脑验光

自动验光仪是将屈光检查技术和电子计算机结合，又叫电脑验光仪。

此种验光仪种类较多，但都有误差，误差的多少主要与验光技术员的训练程度及被检者眼睛的屈光状态、屈光间质混浊情况有关。

虽然仪器中装有放松调节装置，但被检眼接近仪器本身产

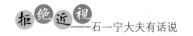

生近感知调节，产生的结果是近视度数偏高、远视度数偏低，对青少年就可能偏差过大。

电脑验光的结果只能作参考，不能直接作配镜处方。电脑验光仪有操作简易、验光速度快的优点，且多为进口插片试镜后的仪器，不少人盲目信任。

许多家长和不少医院的医生、眼镜店在给孩子配镜时存在着误区，即将电脑验光结果作为"配镜处方"。实际上，对于儿童第一次验光而言，应该将医学验光作为准确配镜的前提和基础。

专家提醒

注意电脑验光的准确性

切勿以电脑验光作为"配镜处方"，特别是对于青少年近视而言，电脑验光容易"过矫"。近视眼矫正度数应该是消除调节后的屈光度数。

的确，和传统的检影验光、标准的综合验光台验光、医学验光等手段相比，电脑验光手段显得方便又快捷——把头放在专用仪器上，两只眼分别盯住屏幕的图像，只要一看到清晰就OK！电脑验光的参数是以人的视力的平均值设定的，因此电脑验光和每个人的真实视力"永远会有差距"。

准确的验光不仅要考虑单眼的屈光度，还要考虑到双眼的平衡，而电脑验光通常是一只一只眼来，这样肯定不能兼顾两眼的协调。更重要的是，对于青少年来说，屈光度不能只以动态屈光度为标准，应该在睫状肌麻痹或充分雾视后再验光，才能得出真实的屈光度数。

电脑验光对儿童更大的危害，在于造成配镜度数的"过度矫正"，但是很多人都认为，应给孩子配"看得最清"的度数，实际上长期配戴这种"过矫"的度数眼镜，导致眼睛为了适应这种度数进行调节，常发生视疲劳，视力就会很快下降，度数固定在这种调节状态的近视度数。最新的研究证实，这样将导致"远视性离焦"，是近视的发展原因。

散瞳验光防近视

因为医学散瞳验光的作用之一是消除眼睛调节，使其充分放松、休息，其次才是用于配眼镜，第三是可以检测出孩子的调节张力，最后作为 M 受体抑制剂的散瞳药还具有抑制近视发展的作用。所以定期验光对儿童近视的预防非常重要。

所以，这里有必要提醒家长：

1. 以下儿童必须进行医学验光：

（1）15 岁以下的儿童青少年。

（2）初次戴镜者。

（3）戴眼镜出现视疲劳者。

（4）双眼屈光参差者。

（5）曾患有眼疾者。

（6）短期近视度数增加较快者，如半年内就加深了 -1.00D。

2. 儿童验光的间隔时间：14 岁以下的青少年由于正处于眼睛发育过程，所以，近视每年都必须进行 2~4 次验光，特别在发育的关键期，如孩子身高增长加快、青春期第二性征出现、重大考试之后等。远视则需每半年进行 1 次验光。

正确点散瞳眼药

1. 6 岁前、内斜视、高度远视儿童在验光前 3～7 日用 1%
阿托品眼膏点眼，1 日 3 次，连续点 3～7 日（如图 5-2）。瞳
孔和调节需 14～21 天恢复。

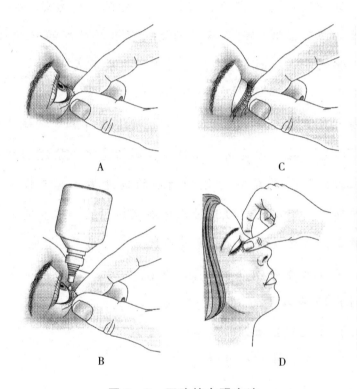

图 5-2 正确的点眼方法

A：将头后仰，在睫毛下方轻提起下眼睑，使眼睑离开眼球。B：眼睛向
上看，避免眼药直接接触角膜，刺激泪液、稀释药浓度，将 1 滴眼液或火柴
头大小的眼膏滴入下结膜囊内，注意药瓶不要接触眼睫毛或眼睑，以免污染
眼药。C：当眼球下转时，轻将下眼睑与上眼睑接触。D：闭眼，压迫内眼角
2 分钟；闭眼对于减少药物的吸收作用比压迫泪囊区还重要。在解除压迫或睁
眼之前，要擦干多余的眼液。

2. 15 岁以下青少年用 1% 环戊通滴眼液，验光前点 3 ~ 6 次。瞳孔和调节需 4 ~ 12 小时恢复。

3. 15 岁以上青少年用 0.5% 托吡卡胺滴眼液，检查前点 3 ~ 6 次。

4. 亦可将托品酰胺作为眼底检查前用药，连用 3 次，于 30 分钟后验光，瞳孔和调节需 4 小时内恢复。

在用药前一定要注意：患者有无高眼压，有无药物过敏。用药时必须压迫泪囊部（鼻根部）3 ~ 5 分钟（儿童可以增加至 10 分钟），并嘱咐如有药物反应，应立即停药，并到医院检查。特别是阿托品具有口渴、颜面潮红、心率加快等作用，敏感儿童出现这些症状后，可以多喝水、停药或增加压迫泪囊的时间。

压迫泪囊部的位置一定要准确：在鼻根与大眼角、眼球旁边的凹陷处，可触及隆起的圆形组织，用食指指腹将隆起的圆形组织向鼻根挤压。

家长关注

眼药对孩子的不良影响

点眼药时，细心的家长多会关注药品说明书，特别是药物的副作用。眼药的副作用主要是指经过泪液流入鼻腔，被鼻黏膜吸收后，进入血液产生的全身作用。而点眼后，通过压迫泪囊区，含有药物的泪液就不会进入鼻腔而被鼻黏膜吸收，也就不会产生副作用了。药物在泪液的代谢约为每分钟 20%，五分钟后 70% 基本被排泄，所以，一般要求点眼后压迫泪囊区 5

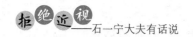

分钟。对于儿童而言，可以延长压迫时间至 10 分钟，可以基本排除眼药对全身的副作用。

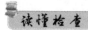

如何看懂验光单（见图 5 - 3）

电脑检查后的打印结果表示什么？下面以我们常见的一张验光单来说明。

```
NAME

2010_04_28    AM 09:34
           NO.6685
REF.DATA
VD: 12.00     CYL: MIX
<R>  S      C       A
   - 0.25
   - 0.25  - 0.25  120
   - 0.25  - 0.25  135

   - 0.25  - 0.25  120
     S.E. - 0.50
<L>  S      C       A
   - 0.50
   - 0.50
   - 0.50

   - 0.50
     S.E. - 0.50
PD: 64
```

图 5 - 3　电脑验光单

打印结果记录代号（缩写）意义，如上图所示。

姓名；检查日期；时间；

VD：眼球和镜片间的距离（mm）；R：右眼；L：左眼；S：球镜度数（D）；C：柱镜度数（D）；A：柱镜片轴位；S.E：等效球镜度数（＝S＋C/2）（D）；－：近视；＋：远视；PD：瞳距（mm）。

注意：由于是热敏打印，长时间后会褪色，所以，建议家长对重要的验光记录用签字笔描写，以便于长期保留和参考。

暑期验光四步法——眼睛的保养

寒暑假期间，对近视眼的检查和控制性治疗应采用以下流程。

第一步：第一次来院检查。就好比"爱车"的年保养一样，眼睛也需要"保养"。

依次完成 18 步：资料采集、基本检查

1. E 型视力：裸眼视力，针孔视力，矫正视力。

   不能达到 1.0、10 岁以下时：E 型双眼视力，手型或儿童视力，近视力。

2. 回弹式眼压。

3. 自动客观动态小瞳孔验光。

4. 外眼检测：眼球运动；眼位检测：9 眼位，遮盖/去遮盖，交替遮盖。

5. 裂隙灯检测：瞳孔，眼表，前节，后节，眼底，视盘。

6. 角膜屈光度，计算晶状体屈光度。

7. 角膜厚度：OCT，内皮计。

8. 眼轴：光学生物测量（角膜曲率、角膜散光、角膜厚度、前房深度、晶状体厚度、玻璃体腔长度），AB 超（后葡萄肿）。

9. 身高、体重。

10. 填写流调表：记录出生年月日，检查年月日。

11. 综合验光仪标准屈光检查：雾视，散光表检查，红绿测试，交叉圆柱镜，二次红绿测试，确认最佳视力，双眼平衡测试，远用最佳屈光矫正。

12. 双眼视功能检测：Worth4 点检查融合功能，立体视检查，远距水平隐斜，近距水平隐斜，AC/A，NRA，BCC，PRA，调节灵敏度，调节幅度，集合近点。

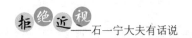
13. 0.5% 托吡卡胺眼液点双眼，5 分钟 1 次，共点 6 次。

14. 1% 环戊通点双眼，点 1 次。

15. 睫状肌麻痹药 1 小时后：自动客观验光。

16. 晶状体屈光度间接测定：前房深度、眼轴、角膜屈光度、平均屈光指数 $n = 1.336$。

17. 眼底彩色照片：视盘，黄斑；验光 - 4.0D 以上时：广角拼图。OCT + EDI。

18. 角膜散光，晶状体散光，验光柱镜。

五步分析法：初步印象，汇总资料、初步分析

睫状肌不全麻痹下，与常态下的结果比较

1. 初步判断是否属于调节性近视、隐性近视（角膜补偿性或晶状体补偿性正视）。

2. 散光成分分析：角膜 + 晶状体。

3. 屈光度构成分析：眼轴 + 角膜曲率 + 晶状体曲率 + 晶状体调节 + 前房深度。

4. 眼球扩张性分析：眼压 + 角膜厚度 + 散光 + 身高 + 斜视。

5. 视觉质量分析：OPD 高阶相差，OQAS 散射。

6. 双眼视功能分析：集合，调节。

7. 近视进展预测：家族、年龄、身高。

8. 医源性干预方案。

　　第二步：此过程共需 7 天。带药回家点眼：晶状体调节完全麻痹。

调节完全麻痹：

1. 0.5% 托吡卡胺眼液，点双眼，3 ~ 6 次，每天下午 6 点，每次 1 滴、间隔 5 分钟；共点 7 天。

2. 1% 环戊通，点双眼，3 次，每天早中晚各 1 次，每次米粒大 1 滴；共点 7 天。

注意事项：

1. 点药后闭眼，并压泪囊区 10 分钟，出现口渴、脸红时多喝水，并及时与医生联系。

2. 注意外出避日光、戴墨镜。

3. 对上课写作业的调整：视远无异常，近距离写作业和阅读时调整距离到 50cm 以上即可。

第三步：7 天后第二次来院检查。

7 天后复查：

标准验光：检影、矫正。

与动态下、用药 1 小时比较分解晶状体张力性调节、晶状体散光，计算晶状体屈光度。

区别晶状体调节与晶状体屈光度补偿，以鉴别张力性调节（假性近视）、晶状体屈光补偿（隐性近视）。

判断晶状体调节：过强，近视度数降低或远视度数增加；不足：屈光度改变不大。

过强/不足：均强化调节麻痹剂点眼，延长至 14 天，再复查。

第四步：第 21 天。第三次来院检查，综合评估、近视进展预测、治疗方案。

21 天后复查：

测视力，复查验光、矫正视力、眼压。

综合比较 4 次验光结果，与前 3 次结果比较，确诊是否"假近视"，近视减低度数或远视增加度数后又回退多少。

1. 常态下的结果。

2. 用药 1 小时的结果。

3. 用药 7 天的结果。

4. 停药后 21 天的复查结果。

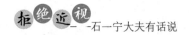

眼　压

眼球内容（包括房水、晶状体、玻璃体及眼内容量）对眼球壁所施的压力，叫眼内压或简称"眼压"。

正常平均眼压为 16mmHg，可以波动在 ±3mmHg 的范围。当眼压超过 21mmHg 时即称为病理现象。还有一种"正常眼压性青光眼"，主要表现在近视眼人群，眼压可以在 21mmHg 以下的正常范围。

但人们对眼压的概念有 1 个误区，认为眼压只要在正常范围的高限 21mmHg 以下都是正常的。人们生活和医学中一般都将平均值视为正常值，而有的数值最好采用正常值范围的低限，如身高应该尽量采用平均值，体重应该采用正常值范围的低限，而眼压也应采用正常值范围的低限。

测量眼压的仪器叫眼压计，目前我国常用的眼压计有3 种：

1. 压陷眼压计：如 Schiotz 眼压计。

2. 压平眼压计：压平眼压计有费—卡弹性眼压计、Goldmann 眼压计。

3. 非接触式眼压计。

4. 回弹式眼压计（图 5 - 4 SW500 回弹式眼压计，见第77 页）。

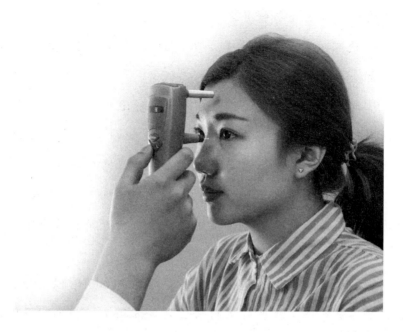

图 5 – 4　SW500 回弹式眼压计

影响眼压的因素

影响眼压的因素很多，如：

1. 眼球壁的硬度：眼球壁主要指角膜和巩膜，如眼球壁硬度较高的人，测量的眼压值偏高，而实际眼内压较低；球壁硬度较低的人（常见的高度近视眼），测出的眼压值偏低，而实际眼内压较高。简易可行的检测眼球壁厚度的方法有：内皮计、前节 OCT、角膜厚度计、眼生物测量仪。

2. 眼球内容：房水排出受阻或生成过多时，眼内压则升高。晶状体膨胀、位置改变可以影响眼压。

3. 情绪变化、闭睑、挤眼、眯眼、眼外肌收缩、长时间

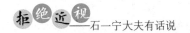

低头均可使眼内压暂时升高。

4. 检测仪器的系统差异：不同的仪器、不同的操作人员、不同的检测时间均会影响眼压的高低。

5. 眼压计的设计基础是 Gullstrand 标准简眼，标准角膜曲率为43D，当准分子激光治疗后，以及配戴 OK 镜/角膜塑形镜后，角膜曲率改变，自动眼压计无法按正常角膜曲率计算眼压，测量的数值为最低值，这种情况常常被医生和病人忽视，有的甚至到青光眼晚期近乎失明才被诊断出开角型青光眼。

眼压在近视形成中的作用

关于眼压的认识普遍存在偏差，即在21mmHg以下均是正常的。其中忽视了我们所用的眼压测量方法是间接的，是与眼球壁的可压陷性有密切关系的，是通过压陷一定面积的角膜所需施加的外力换算的。

角膜的易压陷或可压陷性影响着眼压的值，而后者与角膜的厚度或硬度有关，如6岁的儿童或远视时，眼球较小、球壁较厚。

要控制眼球的继续增长，最大限度降低眼球扩张的内动力——眼压是十分重要的！眼球的过度增长就是近视，而主要的增长部位是玻璃体，房水的补充是玻璃体的来源，要控制眼球后段玻璃体的增长，特别是眼球未扩张之前的代偿期——10岁以前。当眼球已经扩张，控制眼压在较低水平（13mmHg），可能是控制高度近视终身持续增加度数的关键！

眼压的生理性波动

眼压和血压一样有波动性，它波动的范围不大，持续时间不长，也不影响眼球组织变化，故视为眼压生理性波动。

什么情况下会影响这种波动呢？

1. 眼外施加压力，如瞬目、紧闭眼、挤眼、外力压碰、（揉眼、压迫眼球）、眼球运动时眼外肌压迫等，都可使眼内容急速改变、眼压升高，迅速又下降。

2. 闭住口鼻，做深呼气，向咽鼓管充气（Valsalva 实验），可使眼压上升，咳嗽、用力排便也会产生相同变化，这些动作使胸部远端静脉压受阻，压力升高。

3. 体位改变影响眼压。站立位或坐位时眼压低，俯卧位、低头、歪颈时眼压升高，体位恢复时眼压迅速复原。这与头部静脉压有关，与静脉回流受阻有关。

4. 人体活动（劳动、运动）时眼压降低，这是一种多因素性改变。

5. 随心脏收缩和舒张而变化，收缩时眼压升高，在临床上测眼压时可见 Schiotz 计指针在不停的微微摆动。

6. 昼夜眼压有变动，一般差 4mmHg，也因人而异。眼压波动型有 5 种：下降、上升、双峰、平坦、不规则型。约半数以上者清晨眼压高。

7. 眼压随季节变化，冬季眼压高，夏季眼压低。

专家提醒

近视的安全眼压范围

特别提出在眼压的检测中，近视的安全眼压范围问题。

由于近视的眼球较大，眼球壁相应变薄，我们所常用的眼压计多是以眼球壁可压陷的力为换算标准，也就是说，眼球壁

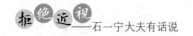
越薄，眼球越容易压陷，所检测后换算的眼压值越低。

基于这一原因，在日常眼压的监测中，根据近视度数应将正常眼压的标准降低1~2个标准差，即对应近视度数，相应减少3~6mmHg。因为，近视度数越高，眼球壁越薄，眼压越低，近视度数是 -8.00 ~ -10.00D 时，眼压在 10 ~ 13mmHg 之间属于安全眼压。

我们的研究发现，眼压偏高于正常人平均值16mmHg时，近视呈进行性发展，眼压越高，近视发展越快。在弱视儿童，他们的眼压多在13mmHg左右。还有一个特殊情况，做过准分子激光的近视所测得的眼压常在10mmHg，因为设计的标准眼球的角膜曲率被准分子切削角膜时改变了。

角膜内皮计与眼球厚度、眼压

角膜内皮细胞计数仪具有非接触性、儿童容易接受的特点，它是我们较早应用于儿童青少年近视预测的监测应用中的重要检查仪器（图5-5 SW7000角膜内皮细胞计，见第82页）。

角膜正常厚度和透明性有赖于内皮细胞结构的完整及其正常功能来维持。角膜内皮显微镜技术，即角膜内皮计的不断改进，为临床研究角膜内皮细胞提供了可靠的条件。

由于角膜内皮细胞和房水折光指数不同，两者间构成了交界面，当一条窄光束聚焦在这一交界面上时，必然引起反射。内皮细胞各部分反射程度的差异使得显现出细胞的边界，借助显微镜观察并拍照，便可以取得有关内皮细胞形态、密度等客观资料。

一般角膜内皮细胞参数：

1. 平均细胞密度。

2. 平均细胞面积。

3. 六角形细胞所占比例。

4. 内皮细胞变异系数。

5. 内皮细胞形态学分析。

6. 角膜内皮计的特殊参数——角膜厚度，正常是 $550\mu m$。

由于眼球后部的厚度没有简单的方法直接测量，所以，眼球前部角膜的厚度被用来作相对的参考厚度。角膜内皮计是以 $1/1000mm$，也就是以 μm 为测量单位，属于光学测量仪，基本可以满足近视眼的眼压增高与眼球壁耐受力——抵抗眼内压对球壁的扩张力的监测。

角膜内皮计一般用于：

1. 活体观察角膜内皮细胞的方法，为了解角膜内皮细胞一生中动态变化，同时也为观察病态角膜内皮细胞自然修复规律提供了有效手段。

2. 许多手术前例行角膜内皮细胞检查，可以了解角膜内皮细胞状态、愈合储备能力等参数，从而为设计手术方法和评价手术效果及安全性提供重要参考，如白内障超声乳化手术前。

3. 判断角膜移植时供体角膜质量，角膜内皮细胞检查也是一项重要手段。

4. 可以直接观察眼外伤、化学烧伤、炎症及其他各种理化因素引起角膜内皮细胞损伤的特点和规律。

石一宁眼健康工作室　　　　　SW7000 Specular Microscopy

角膜内皮细胞计检查报告单（双眼）

编号：*20161204001*　姓名：*汤正源*　　　　　　性别：*男*　　　年龄：*10*

病例号：　　送检医生：*石一宁*　　　　　报告日期：*2016-12-04 08:42*

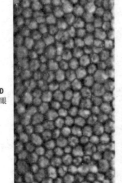

OD 右眼

Corneal Thickness 551 (UM)	
Number	133
CD(mm2)	2849
AVG(um2)	351
SD	114
CV	32
Max(um2)	820
Min(um2)	112

POLYMEGATHISM		50
um2	%	
0-100	0	
100-175	7	
175-250	11	
250-325	21	
325-400	26	
400-475	28	
475-550	4	
550-625	2	
625-700	0	
700-	2	

PLEOMORPHISM		50
	%	
3	0	
4	4	
5	19	
6A	55	
7	20	
8	1	
9	0	
10	0	

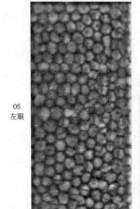

OS 左眼

Corneal Thickness 515 (UM)	
Number	132
CD(/mm2)	2778
AVG(um2)	360
SD	138
CV	38
Max(um2)	956
Min(um2)	96

POLYMEGATHISM		50
um2	%	
0-100	1	
100-175	8	
175-250	10	
250-325	20	
325-400	26	
400-475	21	
475-550	8	
550-625	3	
625-700	1	
700-	3	

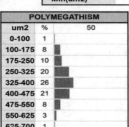

PLEOMORPHISM		50
	%	
3	0	
4	7	
5	19	
6A	53	
7	15	
8	1	
9	4	
10	0	

打印时间：　*2016/12/6*　　　　　操作员：　*石一宁*

图 5 - 5　SW7000 角膜内皮细胞计

Corneal Thickness：角膜厚度；CD：角膜内皮细胞计数；6A：六角形细胞比例。

前节 OCT 与眼球厚度、眼压

前节 OCT，即前节光学相干断层扫描仪，具有非接触性、儿童容易接受的特点，它是我们较早应用于儿童青少年近视预测的监测中的重要检查仪器（图 5 - 6 莫廷 OSE - 2000 前节 OCT）。

可对角膜、前房、房角定量分析以及对眼前节组织的改变进行诊断和评估。

与角膜内皮计一样，由于眼球后部的厚度迄今无法用简单的方法直接测量，所以，眼球前部角膜的厚度被用来作相对的参考厚度。

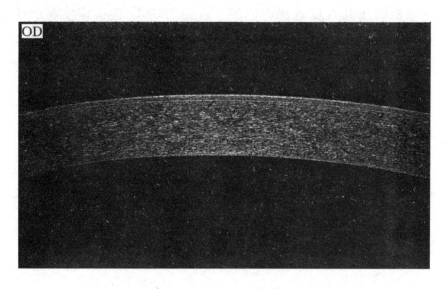

图 5 - 6　莫廷 OSE - 2000 前节 OCT

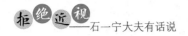

角膜曲率

角膜是人们看到眼球的黑眼仁上的弯曲透明部分，直径大约 11mm。眼前物体发出的光线到达眼球，经角膜的折射、晶状体的折射，最后聚焦在视网膜上，这时，一部分光线反射回来，形成反射像，反射像的大小与角膜球面半径成比例。角膜曲率测量一定大小物体的反射像，角膜的不同子午线上的曲率不同，其最大值与最小值之差就是我们常说的散光，医学称"角膜散光度"。

眼球整体的曲折力约为 58D，其中角膜曲折力为 43D，这就是为什么角膜的激光手术"一两拨千金"——切削几个微米就能矫正几百度近视的原因，也是"OK"镜，即角膜塑性镜矫正近视的基础。晶状体曲折力为 19D。

角膜曲率检查，临床常被忽视，但近年的准分子激光治疗近视的手术和角膜接触镜以及人工晶体手术的广泛开展，使人们逐渐开始重视角膜曲率在近视形成中的作用，如：判定有无散光及散光性质，诊断圆锥角膜、扁平角膜或大散光，角膜手术后的追踪观察，指导配戴角膜接触镜，指导屈光性角膜手术，人工晶状体植入术前准备。

可以用于角膜曲率检测的仪器有：

1. 角膜曲率计。

2. 曲率测量的验光仪。

3. 眼生物参数测量仪。

切记

角膜曲率在近视形成中的奇妙作用

我们已经知道，近视是一点一点"长"出来的，眼睛是否显示近视主要与眼轴长度有关。但近视是否能够显现出来，还与角膜的曲率、与晶状体的曲率和调节有关。

有的儿童检测眼轴已经超过同龄儿童，但却没有在验光时检测出来近视，仍然表现为正常屈光度，这也是被许多人忽略的地方。人体为代偿过度增长的眼轴，在儿童期分别改变角膜的弯度和晶状体的弯度和厚度，使其变得更平坦，以减弱角膜对成像光线的曲折力，在视网膜继续形成清晰的图像，这在临床上称为"角膜曲率或晶状体补偿"或"隐匿性近视"。

还有的儿童眼轴并没有超过正常发育的大小，但却呈现近视，随着年龄的增加，或到成年后，近视却"自愈"了。临床检查发现，这部分孩子的角膜曲率大于43D，有的达46D，由于角膜将进入眼球的光线过度折射，使焦点在视网膜前，也即形成近视，这在医学上称为"角膜曲率性近视"。

专家提醒

角膜曲率"表面上"改变你的近视眼

人们常抱怨："开学检查视力还正常，怎么一学期就长出一二百度近视！"

眼球的眼轴、角膜曲率、晶状体曲率相互默契配合，它们完全自动、精准"匹配"、"补偿"和"缓冲"，调整眼底成像

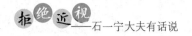

的清晰度。

眼球的眼轴、角膜曲率、晶状体曲率共同形成了人们检查眼睛时的验光度数。反过来说，由于存在屈光匹配，常给人们造成"屈光正常"或"屈光不正"的假象，使人们疏忽了真正的眼睛发育形成的屈光度数。

人体为代偿过度的眼轴发育，在儿童期改变角膜的弯度，在视网膜继续形成清晰的图像。但其代偿能力是有限的，这一点对3~9岁之间呈现"隐匿性近视"的儿童意义重大，因为这一阶段是家长最容易忽略、医生最不容易发现的阶段，也是近视形成的最早关键期。

此后，对已经过度长出的眼球（眼轴）和相应近视度已无法消除，而且眼球一旦过长、眼球壁一旦扩张变薄，进入青春期的儿童青少年的近视将呈现进行性发展。

角膜曲率的小把戏

角膜曲率的小把戏有以下几种：

1. 近视突然消失：激光近视手术后，应该牢记：手术后角膜曲率改变你的近视眼，仅仅是"表面上"的，近视的眼镜可以去掉，近视的"老化性改变"——近视性退行性病变、高度近视或病理性近视的终身缓慢进展的眼底改变和所引起的失明并发症是不能被去除的，超过 -6.00D 的高度近视，一定要警惕"沙漠鸵鸟"似的自欺欺人心理！

2. 眼球长大需缓冲，预留可能出现的三百度近视：3~10岁的儿童检测眼睛的大小，即眼轴时，一定要在23mm以内，最好在22.5mm，以预留在青春发育期身体急速生长、身高急速增高导致相对应的眼睛的增大——眼轴增长 1mm。

在 3~18 岁时眼睛需要有眼轴 1mm、屈光度 −3.00D 的"眼球正视化缓冲"，即俗称的"三百度近视"，可能在这 15 年中随身体的增高、体重的增加、儿童发育的完成而长出。

在这一生长过程中，角膜随眼球变大、角膜变扁平，角膜的折射力减少，表现为从正的曲折力 +44D 以上，逐步减小为 3 岁的 +43D，15 岁的 +42D，它可以抵消眼轴的增长，1D 角膜曲率减少可以抵消一百度近视（−1.00D 近视度），约等于 0.33mm 眼轴的增长。

3. 小时候眼睛的近视，长大后变好了：有一种近视叫"角膜曲率性近视"，表现为小时候眼睛近视，没有治疗，几年后近视自然好了。许多人归结为"假近视"，但散瞳后也没有出现"近视度减少"的临床现象，医生也不能"自圆其说"。

我们对这类近视的角膜和眼轴、晶状体的调节力一起综合分析，发现这类近视眼轴在 23mm 以下，角膜曲率在开始时是 46D 左右，属于正性曲折力较大的情况，导致进入的光线焦点聚焦在视网膜前，形成了"近视"，是"角膜曲率大"引起的。

以后随年龄增加，眼球的前段——角膜、前房等也随身体发育增大、扩张，但眼球的后段——玻璃体、视网膜等没有发育或增长，从而形成了角膜曲率随之变扁平，曲折力减弱，这时的角膜曲率可能是 43D，但是由于视网膜没有移位，角膜曲折的焦点相对地向后，最后移位至视网膜上，形成正视眼。

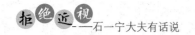

4. 刚开始孩子视力正常，可隔了一段时间再查视力时已经二三百度：这是另一种近视，暂时称之为"角膜曲率补偿性近视"或"隐匿性近视"。由于大家公认的晶状体调节功能，许多孩子，甚至青少年、成年人都可以将自己眼睛的二百度远视（＋2.00D 远视）"隐藏起来"，查体时视力是 1.0，验光的屈光度是 0.00D。但这些人年轻时视力"特别好"，进入中年多早早出现"花眼"，因为眼睛"老化"、晶状体和睫状肌硬化，无力补偿和调节隐藏的远视状态——短眼轴、扁平角膜曲率，并且由于长期眼睛的调节，常有眼疼、头痛，误为"青光眼"。

我发现，我国近视"小龄化"、"近视突然增多"的原因之一，即"儿童弱视诊断过于泛化"、"近视诊断标准过于简单"的结果。过早弱视干预治疗促使眼球过度快速发育，扰乱眼球正常正视化发育过程，形成早早期近视。许多孩子 5～6 岁时，小瞳孔验光为 0.0D，散瞳验光可能出现 －2.50D 的散光，裸眼视力和（或）矫正视力为 0.6 左右，没有达到 1.0，已经匆忙被通知，诊断为"弱视"、"视力低下"或"眼睛差"，继而又错误地"配眼镜"、"做治疗"。我常规做眼生物参数检查时，发现这类孩子的眼轴已达 23～23.5mm，角膜曲率可能已经"补偿性"扁平——41D，还有的 39D，足足抵消二百度到四百度近视（－2.00～－4.00D），这在儿童中已属于中度近视（－2.00D）和高度近视（－4.00D），因为，进入 6～18 岁，眼睛还要最少长出 －3.00D，分别相加可达 －5.00D 和 －7.00D，这是公认的成人中度和高度近视。

有一个孩子眼轴已经 25mm，但角膜曲率 38D，我观察 7 年，仍呈现"远视"，但眼底已呈现近视的退行性病变——"豹纹状眼底改变"，矫正视力仅 0.6，属于"近视性病理性改变"的弱视，严格讲不应该诊断为"弱视"——因为已经存在眼底改变。

角膜曲率与准分子激光手术

准分子激光手术的机理，简单地讲是根据所需度数将角膜的凸镜面切削、变平坦，使进入眼的光线聚合力减弱，呈开散状，从而达到聚焦点后移至视网膜上的目的。

准分子激光手术从本质上讲，会造成永久性组织结构的改变，并且球壁完整性的改变，伴随以眼球液态内容对球壁眼压的平衡改变，使许多人忽略、甚至忘记自己的近视眼。这对高度近视将会产生不良影响，如无法准确测出眼压，使得眼压的检测偏低；不能有效警示青光眼的发生，从而不能有效预防青光眼；忽略高度近视的眼底病变的终身进行性，很少对眼底定期检测，忽略了病理性近视黄斑病变和视网膜脱离预防。

角膜曲率与眼压

眼压计的设计基础是 Gullstrand 标准简眼，标准角膜曲率为 43D，当准分子激光治疗后以及配戴角膜塑形镜后，角膜曲率改变，自动眼压计无法按正常角膜曲率计算眼压，测量的数值为最低值。

所以，做过准分子激光手术的近视所测得的眼压常在 10mmHg，因为设计的标准眼球的角膜曲率被准分子切削角膜时改变了；同理，OK 镜矫正近视的眼压也无法准确测量。

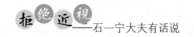
角膜曲率与 OK 镜、RGP 镜

OK 镜是通过附在角膜表面的塑形接触镜的机械压迫力，以及角膜上皮细胞生物学特性的细胞移行，和在镜下泪液聚积形成的泪镜，按照计算和设计来改变角膜曲率，进而改变屈光度。

监测一天中角膜曲率的变化，如戴镜即刻和 12 小时后角膜曲率/地形图，以及去镜即刻和 12 小时后的后角膜曲率/地形图，才有可能判断 OK 镜对近视控制的有效性，即消除屈光度、周边离焦和对近视产生的视网膜模糊成像的矫正作用、维持时间，同时及时发现由 OK 镜配戴产生的继发屈光不正，以及可能产生的高阶相差、不规则散光，这可能成为新的近视发展的原因。

RGP 镜亦是通过附在角膜表面的接触镜和在镜下泪液聚积形成的泪镜，弥补角膜曲率的不足产生散光，按照计算和设计来改变角膜曲率，进而改变屈光度。RGP 配戴可能暴露为补偿角膜散光的晶状体散光。

散光与角膜曲率

常有家长问"散光眼是怎么回事"。在验光时，与屈光密切相关的参数还有散光。散光亦是屈光不正的一种状态。

由于眼的屈光系统的角膜和晶状体各屈光面、互相呈直角的主要径线弯曲不同，光线进入眼内不能在视网膜上形成焦点，而是在空间形成互相垂直的两条焦线，这种屈光状态叫"散光"。

散光主要有：

1. 角膜在不同径线的曲率过强，在视网膜前形成一条焦线，称"近视性散光"。

2. 角膜在不同径线的曲率不足，在视网膜后形成一条焦线，称"远视性散光"。

3. 角膜在两条不同径线的曲率中，一条在视网膜前，另一条在视网膜后，形成同时具有远视和近视焦线的状态，称"混合散光"。

4. 角膜在两条不同径线的曲率中，两条均在视网膜前，并且焦线的距离不同，称"复性近视散光"。

5. 角膜在两条不同径线的曲率中，两条均在视网膜后，并且焦线的距离不同，称"复性远视散光"。

散光及其矫正

医学上，散光的分类方法常按两主径线分类，有单纯散光和复性散光两大类。属于以上类型的散光是规则散光，占散光总数的70%。规则散光可以用柱镜片矫正，在验光配镜时和近视眼一样，验光发现后加用不同度数柱镜即可，但矫正视力时散光轴位尽量靠近90°（远视）和180°（近视）方位为宜。此外还有不规则散光，是角膜变性、角膜斑翳引起的。

目前研究发现，散光的变化在近视形成早期的3～9岁具有重要作用。如果细致观察，可以发现孩子的屈光状态依从"单纯远视→远视散光→近视散光→单纯近视"的规律逐步发

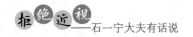

展，同时散光的轴位也出现"90°远视散光→180°近视散光"的转变。

散光还导致眼底周边视网膜成像模糊，即"周边视网膜离焦"，这是最新研究证实的近视形成的又一重要因素。

散光的矫正过去多用镜片，但效果不好，市场上流行的软性接触镜也不能有效矫正散光，近来的 RGP 硬性接触镜是可以有效矫正散光的方法，还有准分子激光手术可以选择。

眼生物参数测量

眼生物参数测量采用的是光学生物测量仪，它通过光学弱相干反射测量技术（Optical Low Coherence Reflectometry，OLCR）原理测量角膜前后表面、晶状体前后表面和视网膜前后表面的干涉峰位置，从而得出眼轴以及角膜、前房、晶状体和玻璃体的厚度（图 5−7 SW9000 光学生物测量仪，见第 93 页）。

眼光学生物测量是以 μm 为测量单位，基本可以满足近视增长速度控制的监测，即每 3 个月眼轴增长 0.02mm；同时可以获得 12 个眼生物参数：眼轴长度，角膜厚度，前房深度，晶状体厚度，玻璃体腔长度，水平/垂直角膜曲率，散光轴位，水平/垂直角膜曲率半径，角膜直径白到白宽度，瞳孔大小。具有非接触性、儿童容易接受的特点，是我们较早应用于儿童青少年近视预测中的重要检查仪器。

该仪器还可用于对视网膜手术后硅油眼的人工晶体度数的计算及闭角型青光眼早期眼球各腔值的测定。

石一宁眼健康工作室 SW9000 Optical Biometer

眼科光学生物测量仪检查报告单

suoer

编号：*201611100006*　姓名：*崔雨乐*　　　　性别：*女*　　年龄：*2003-03-31*

病例号：　　　　送检医生：*石一宁*　　　报告日期：　*2016-11-10 10:16*

右眼：　　　　　左眼：

OD/Right

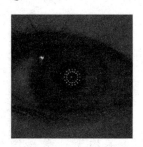

K1:	*43.46D @ 176°*
K2:	*44.20D @ 86°*
AST:	*0.74D @ 86°*
n:	*1.3375*
PD:	*3.78mm*
WTW:	*11.28mm*

OS/Left

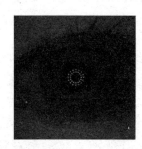

K1:	*43.62D @ 10°*
K2:	*44.24D @ 100°*
AST:	*0.62D @ 100°*
n:	*1.3375*
PD:	*3.76mm*
WTW:	*10.61mm*

OD/Right

	AL	CCT	AD	LT	VT
#01	26.29	574	3.31	3.50	18.91
#02	26.29	574	3.31	3.50	18.91
#03	26.29	576	3.31	3.50	18.91
#04	26.29	576	3.31	3.50	18.91
#05	26.29	576	3.31	3.50	18.90
AVG	26.29	576	3.31	3.50	18.91
SD	0.00	1	0.00	0.00	0.00

OS/Left

	AL	CCT	AD	LT	VT
#01	25.80	574	3.27	3.55	18.41
#02	25.81	574	3.27	3.55	18.41
#03	25.81	574	3.27	3.55	18.41
#04	25.81	574	3.27	3.55	18.41
#05	25.81	576	3.27	3.55	18.41
AVG	25.81	575	3.27	3.55	18.41
SD	0.00	1	0.00	0.00	0.00

AL:眼轴长度(mm)
CCT:角膜厚度(μm)
AD:前房深度(mm)
LT:晶体厚度(mm)
VT:玻璃体厚度(mm)
-- 无效数值

打印时间：　　*2016/12/6*　　　　　操作员：　*石一宁*

图 5-7　SW9000 光学生物测量仪

报告中常见眼用名词和缩写：

水平曲率 K1（H）；垂直曲率 K2（V）；轴位（K1），散光（K1 - K2，ast）

角膜厚度 CCT；前房深度 AD；晶状体厚度 LT；玻璃体长度 VT；眼轴 AL

瞳孔直径 PD；角膜直径白到白 WTW。

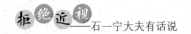
专家提醒

眼生物参数测量应用于青少年近视眼发展趋势预测意义重大

眼光学生物测量仪具有不接触眼睛特性，可以进行眼轴长度、角膜曲率等生物测量，内设多种公式和参数用于人工晶体度数的计算；还用于小儿眼球发育状态的动态监测，辅助和指导远视、近视、弱视的诊断治疗、病情预后等，特别对3岁左右的孩子不能配合临床检查、无法确诊的屈光性眼病有较大帮助。

我们研究发现，左右眼的发育存在不均衡；眼压增长与眼轴增长之间存在不一致；随着年龄的增加，眼压和眼轴的增长中存在"拐点"；屈光状态与屈光成分间的匹配密切相关。

由于近视眼是危害青少年视力的最常见眼病之一，我国是近视眼高发国家，且发病率有逐年升高、发病年龄逐渐变小的趋势。这一研究成果对在近视发生初期及时监测发现、早期采取干预措施以及预测儿童近视眼的发展趋势将会大有裨益。

人眼在正视化和其后的近视化过程中，随着生长发育的进展，眼部屈光各结构也在不断发生相应的变化。

每年暑假，应对门诊的3～18岁儿童青少年、学生进行"眼健康档案"的建立工作，对孩子和学生们的眼睛进行"保养"。

经1%环戊通眼液连续点眼7天后验光测得屈光度，同时采用环戊通眼液测得屈光相关的眼生物参数值，分析了儿童屈光状态与屈光成分的相关关系，并对屈光成分对儿童近视形成的可能影响进行分析，并根据屈光成分对儿童的屈光状态进行预测、建立回归方程。

调节性（假性）近视

除了到医院验光外，还有一种简便的方法可鉴别真假近视，即在 5m 远处挂一国际标准视力表，先确定视力，然后戴上 +3.00D 的老花镜，眺望远方，眼前会慢慢出现云雾状景象，半小时后取下眼镜，再查视力，如视力提高，可认为是假性近视；如视力依旧或反而下降，可按这种方法每天进行 1 次，连续重复 3 天，如视力仍无改善，就可以确定为真性近视。

假性近视一般是由于长时间近距离工作；用眼姿势不良，伏在桌上、躺在床上或动荡不稳的车厢里看书；光线过强或过弱，使眼睛睫状肌常常处于紧张、疲劳状态，造成视力减退。如经过适当休息或用滴眼液使痉挛的睫状肌放松，还可以通过双眼视功能训练，视力就可恢复。

假性近视和真性近视从症状上看都有视力疲劳、远视力不好而近视力好的特征。但假性近视属于功能性改变，没有眼球前后径变长的问题，只是调节痉挛，经睫状肌麻痹药点眼后，多数可转为远视或正视眼。但须在测量眼生物参数后才能做出诊断。

睫状肌麻痹剂的"一箭五雕"

睫状肌麻痹剂可做到"一箭五雕"：

1. 缓解调节，定期保养眼睛。

2. 明确诊断，排除"假近视"。

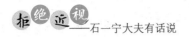

3. 纠正写姿，矫正写字姿势。

4. 复方托吡卡胺：交感神经与副交感神经的失平衡后的再平衡。

5. 巩膜重建——巩膜溶解的抑制作用，控制眼轴增长和近视的发展。

眼轴测量的意义

1. 与眼的屈光状态本身一样，眼轴长度的变化具有重要的意义。

（1）近视度数与眼轴明显正相关。

（2）眼轴是可以作为限定"病理性近视"的诊断指标。

2. 近视眼底表现的近视度与眼轴的关系：

（1）78例 -6.00D 高度近视组年龄与眼轴的分布分析结果表明， -6.00D 的眼轴分布主要在 27mm 以下，以单纯性近视眼底改变为主。

（2）93例病理性近视年龄与眼轴的分布分析结果表明，病理性近视中主要分布在 27mm 以上，近视度主要为 -10.00D 以上。

专家提醒

眼球发育指标中眼轴与屈光度有什么关系？

眼球发育的一个重要参考指标就是眼轴，它与屈光度之间具有密切的关系。通常眼轴长 1mm，近视度约增加 -3.00D，即 1mm 眼轴 ≅ -3.00D 近视。

家长需要掌握儿童的正常眼轴发育情况，除了前面的视力、验光、散瞳屈光度外，还要知道孩子的眼轴是否在正常范围，以排除"屈光成分补偿"因素造成的正常或异常假象。

1. 眼球出生时，前后径变化范围在 16.5 ~ 17.5mm，无性别差异。

2. 眼轴发育出现在 3 岁和 13 岁两个阶段：

（1）至 3 岁的婴幼儿时期：男性平均 22.2mm，女性平均 21.5mm。自出生至 3 岁眼轴总共增长了约 5mm。

（2）至 14 岁的青少年时期：眼球发育完成，男性眼轴平均 23.1mm，女性平均 22.7mm。在 3 ~ 14 岁的 11 年间总共增加 1mm，平均增长 0.1mm/年，约 -0.25D，无性别差异。

眼底照片和 OCT - EDI 中的近视先兆

正常的眼底图像如图 5 - 8，正常的 OCT - EDI 图像如图5 - 9。

1. 照片中的近视先兆：近视早期眼底改变，主要集中在两个部位：视盘和后极整体的外观改变。

（1）正视化及过度正视化早期视盘的改变表现在 5 个方面：鼻侧过度牵引，视盘倾斜，弧形斑形成，视杯改变和视盘血管改变。

（2）豹纹状眼底改变，提示眼球后极部已经扩张，需要同时注意观察视盘的弧形斑是否形成。

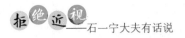

2. 眼底改变与 B 超形态变化。

（1） 阴性改变与 25mm 组基本相同。

（2） 均匀扩张改变与 25 ~ 27mm 组对应。

（3） 葡萄肿改变与 ＞27mm 组对应。

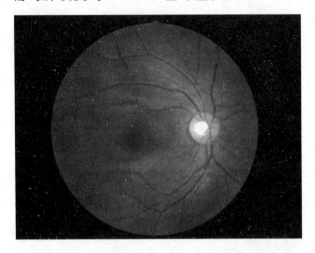

图 5 - 8　TNF506 正常眼底图像

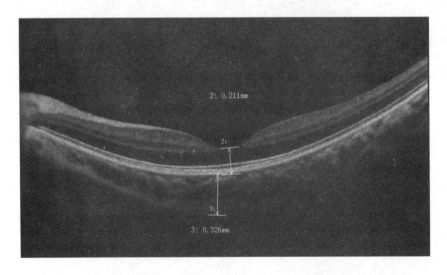

图 5 - 9　莫廷 OSE - 2000 正常后节 OCT - EDI 视网膜脉络膜图像

视网膜功能评估

1. 视野：我们的研究结果表明，近视人群中，正常人并不因为年龄的增加对平均光敏感度产生影响。

（1）30°视野平均光敏感度、视野分布状态，以及与近视度和年龄的相关关系。

（2）90°视野平均光敏感度和平均绝对暗点可体现出高度近视眼的周边视网膜功能状态，并与年龄和近视度数呈负线性相关。

2. 视觉电生理：我们的研究结果表明，高度近视主要累及视功能的1、2级神经原：

（1）总体视网膜功能外层（1级神经原）先受累，结合年龄变化和眼底改变，与近视发展过程中先期的眼球扩张相吻合，也与视网膜脱离高危对侧眼视杆细胞功能变化一致。

（2）在后极部的视锥细胞中内层（2级神经原）受损严重以及内层血供降低，结合度数变化和眼底改变，与近视进一步发展的局部后葡萄肿相一致。

（3）视网膜脱离时，在内层视网膜受损害的同时外层视网膜受损更为严重。

切记

复杂的眼睛被您简单化了

据我多年的研究、观察，有如下体会：

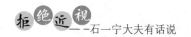

1. 国人属近视易感人群。

2. 我国青少年普遍存在过早开发智力。

3. 过度简单看待眼球和视觉的正视化过程：眼屈光状态实际上是一系列复杂的屈光系统匹配、调整。

4. 商业化过度干预儿童眼球发育：弱视的定义和治疗，人为干预、加速正视化过程。例如，视力检测时，E 型视力表对于深山老林的老人，或第一次接触它的成年人，有时并不容易完全理解"开口向左时，医生要求被检者的手从右向左水平摆动"的含义，更不要说儿童的理解能力，即认知的概念。

由于目前采用的评价眼睛发育是否正常的方法过于简单和机械，如参考标准没有考虑到年龄这一重要的因素，没有考虑到大脑与眼的发育成熟年龄的范围，忽略了在儿童期眼球的各种评估指标是随年龄的增加而持续变化的，忽略了每一个儿童个体的发育速度和年龄也有所不同，忽略了各种检查的数值也在一定范围内波动。

加之父母对子女的期待，社会对相关科普知识的信息偏差，导致人们只关注孩子的视力，实际上也仅仅是单眼的、中心的、远视力，并且检测方法不完全规范和标准，如被检查者的距离、检测的时间、视力表的照明等。

第六章

预测近视

根据对中国 7~18 岁间学生的近视研究，小学 1 年级~高中 3 年级近视眼的平均发展速度是每年长 -0.22D。

近视最快进展速度是 15 岁的初 3 年级，每年长 -1.32D，其次是 18 岁的高 3 年级，每年长 -0.48D；在台湾地区，19~24 岁大学生 4~5 年间近视还以每年 -0.14D 的速度增长。

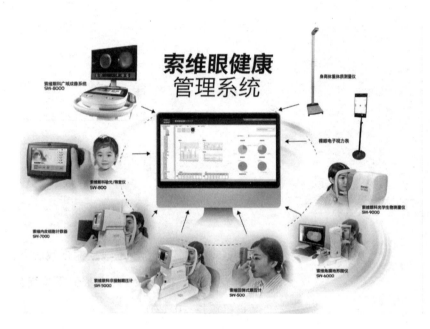

图 6 - 1　索维眼健康管理系统

近视是怎么长出来的

多年的观察研究发现，欧美儿童 7～13 岁近视进展速度是平均 -0.23D/年，13 岁近视最快进展速度是 -0.75D/年，13 岁以后增长速度减慢，仅 -0.04D/年。

根据对中国 7～18 岁间学生的近视研究，小学 1 年级～高中 3 年级近视眼的平均发展速度是每年长 -0.22D，其中 7～12 岁的小学阶段每年长 -0.16D，13～18 岁的中学阶段每年长 -0.67D。

近视最快进展速度是 15 岁的初 3 年级，每年长 -1.32D，其次是 18 岁的高 3 年级，每年长 -0.48D；在台湾地区，19～24 岁大学生 4～5 年间近视继续以每年 -0.14D 的速度增长。所以，7 岁前、12 岁前的基础近视度数对以后的发展程度具有重要的影响。

计算公式如下：

①屈光度：

18 岁近视程度（D）= 起病程度（D）+［（18 岁 - 发病年龄）× -0.22D/年］

24 岁近视程度（D）= -1.0D + 起病 + 18 岁近视程度（D）

②屈光成分：

18 岁近视程度（D）= 近视（D）+［（22.5 - 眼轴）×3D +（18 岁 - 发病年龄）×（-0.1mm×3D）］+［（43 - 角膜屈光度）+（21 - 晶状体屈光度）］

③发育：

近视增长度数（D）=［18 岁标准身高（cm）- 身高（cm）］/（10 × -3.0D）

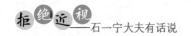
我的孩子成年后多少度近视没危险

了解了近视的概念，还要知道近视的程度，根据近视度数来区分近视的类别，这是非常重要的，人们常将 -3.00D、-6.00D作为低度近视、中度近视和高度近视的界限。

从下面近视形成的代数轴线可以看出，有一点近视并不要紧，也不是病态。

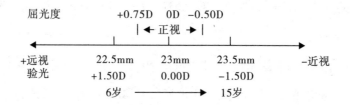

人们防治近视的关键在于：

1. 作为发育性疾病的近视何时停止发育。

2. 近视的安全度数，一般停止在 -1.00D 最安全。

3. 终身对视力影响较少的最终近视度数，最好是成年后在 -3.00D，因为最终近视度数与成年后、特别是中老年后的视力有密切的关系。

什么样的眼睛不会近视

3 岁后眼球发育过程中需要 2 个阶段的屈光缓冲：

1. 在 3 岁时保持约 +2.50D 的正视屈光度，以确保 3～15 岁 -2.50D 的增长。

2. 到 18 岁时仍然保持 +1.00D 的正视屈光度，为成年后 18～25 岁的眼球继续发育做好预留。

在 3～15 岁之间眼轴只能保持在 22.5～23.0mm 以内，换一个角度计算，3 岁时 21.5mm 的眼轴、+2.5D 的正常发育状态，在 10～15 年间，以 0.1mm/年和 −0.25D/年的速度发育，才有可能将眼球控制在正常的"正视眼"范围。

什么样的眼睛可能近视

1. 早年研究，儿童 2 岁有 +2.50D，3 岁有 +2.00D，4 岁有 +1.50D，6 岁有 +1.00D。在青春期后眼球仍有一近视化过程，当 6 岁时屈光状态为 +0.50 ～ +0.00D 的儿童，其很可能在 14 岁时发展为近视；美国海军专科学校 18 岁的学员入学时，要求学员具有 +1.00D 的远视缓冲能力，以确保即使以后发生近视，也尽量减少对这些未来军官视力的影响。

2. 2～6 岁时视力为成人视力 40%～80%。2 岁时为 30%～40%，3 岁时为 40%～60%，4～6 岁时为 60%～80%。2～6 岁时视力超过上述范围，特别是达到 1.0 时，应该怀疑是否近视。

3. 在 3～15 岁之间眼轴只能保持在 22.0～23.0mm 以内，在 10～15 年间，以 0.1mm/年和 −0.25D/年的速度发育才有可能将眼球控制在正常的"正视眼"范围。若超过上述速度发育，应怀疑"隐性近视的形成"。

4. 正常 6 岁时角膜曲率为 +43D，人体为代偿过度的眼轴

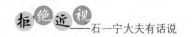

发育，在儿童期改变角膜的弯度，使其相应变小，变得更平坦，以减弱角膜对成像光线的曲折力，形成42~39D的扁平角膜，可以掩盖-1.00~-4.00D的近视。

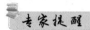

视　力

通过检测视力，可以预测近视，判定是否存在过早的视力发育。

人出生后即有视力，约为成年人的1%，出生相当于距1m能数指，或0.02；2个月婴儿视力为0.05，6个月为0.1；1岁为0.2；2~6岁时视力为成人视力的40%~80%；2岁为0.3~0.4，3岁为0.4~0.6，4~6岁为0.6~0.8；7~8岁时视力为成人视力的90%~100%，为0.8~0.9。

远、近两种视力帮你忙

通常医生将远、近两种中心视力测定后综合分析，大致有4类情况：

1. 远视力异常、近视力正常：近视。

2. 近视力异常、远视力正常：远视或老视。

3. 远、近视力均正常：正视或远视。

4. 远、近视力均异常：远视、散光或疾病。

远视屈光度的储备

可以根据医学验光预测近视形成，对儿童的屈光储备情况作出判断。

1. 出生时眼球的屈光度：男生远视+3.00D，女生

+3.00D。

2. 3 岁时的平均屈光度：男生 +2.33D，女生 +2.96D。

3. 6 岁时的平均屈光度：男女生均分布在 +0.50 ~ +1.25D。

4. 14 岁时的平均屈光度：男生 +0.93D，女生 +0.62D。

5. 18 ~ 24 岁：增长 −1.00D。

眼轴的增长与近视屈光度的增加

眼轴与屈光度的关系大约如下：6 岁儿童的眼轴约为 22.5mm，正常人 15 岁时眼睛发育完成，眼轴约为 23.0mm，6 ~ 15 岁时眼轴仅增加 1mm。

下面的数据可以帮助我们预测近视的发展趋势。

1mm 眼轴 ≙ −2.50D 近视；10 余年间的自然发育生长，平均每年眼轴增长约为 0.1mm、屈光度增加约为 −0.25D。

曲率扁平掩盖近视真相

角膜曲率与眼轴的关系：1D 角膜曲率可以补偿 −1.00D 近视，正常人 6 岁时角膜曲率 +43D，15 岁时角膜曲率为 +42D，同时还有晶状体的调节力，约为 +1.50 ~ +3.00D。

眼的屈光调节力——调节性的"假性近视"

因为眼睛是一个有弹性的生物类球体，眼睛中还有一个重要的变焦镜头——晶状体时刻进行高速动态的调节，过度调节或调节痉挛、变焦镜头变凸，屈光度可能呈现偏近视状态，形成"调节性近视"，即"假性近视"。

眼 压

眼压在近视形成中有什么作用呢？

我们的研究结果提示，13 ~ 18 岁青少年高度近视眼的眼压与病理性近视眼底演变存在着"拐点"现象，即在眼球增长过程中眼压呈高水平状态，当屈光度增加到一定值（如10.00D以上）、眼轴增长到一定值（如26mm以上）、眼底进入病理性改变阶段（如漆裂纹、重度豹纹状改变），眼压由24mmHg降低到平均16mmHg，亦即高度近视并不表现出高眼压状态。这是由于我们忽视了眼压测量是与眼球壁的可压陷性有密切关系，眼压的认识普遍存在偏差，即在21mmHg以下均是正常的。其实眼压是间接的，与角膜的厚度或硬度有关，当眼球被扩张、球壁被拉薄时，测量出的眼压必然比较低，这一点一直是我们临床观察中的误区！所以，要控制眼球的继续增长，最大限度地降低眼球扩张的内动力——眼压是十分重要的！特别是眼球未扩张之前的代偿期——10岁以前。当眼球已经扩张，控制眼压在最低水平13mmHg是控制高度近视持续终身加重的关键！

角膜厚度

角膜厚度在近视形成中有什么作用？

由于角膜厚度与眼压有着密切的关系，测量角膜厚度对于准确了解眼压，继而认识眼球的发育和扩张状态具有预测性。

与吹气球一样，吹气球一开始由于橡胶壁较厚，需用很大的劲才能吹大；吹到一定程度时，气球壁变薄了，只需很小的劲就可将气球继续吹大。

同理，较薄、较软的角膜容易压陷，眼压表现为较低的值（如近视时眼球扩大、眼球壁变薄，准分子手术后角膜切削变薄）。较厚、较硬的角膜不容易压陷，眼压表现为较高。

综合判断眼的"屈光度"

再一次强调，一定牢记"屈光度"的局限性，它是对眼球屈光状态的综合检测，还不能反映出"潜在的""隐匿的""代偿的/补偿的"隐性状态。儿童"散瞳验光"可以消除眼调节对眼屈光发育状态的干扰。

1. 孩子眼睛正常与否的判断最起码包括：视力，调节静息状态的屈光度，眼轴。

2. 眼睛是否过度发育为近视还需参考：角膜曲率，眼压，角膜厚度。

近视的发展速度

近视眼什么阶段发展得最快？

经常可遇见家长为在上小学或中学的孩子们发愁，他们的眼睛可以在一学期内成为近视眼，配镜（－1.00D～－2.00D）后2～3年间，换过2～3副镜后发展为高度近视眼的－5.00～－6.00D度，甚至有－8.00～－9.00D的，到处求医也控制不住视力继续减退，镜片度数愈来愈深。

为什么近视在某一阶段发展得很快呢？

前面已经知道了近视发展到14岁，那么近视发展所能达到的度数到底有多少呢？

这就好像"里程等于速度与时间的积"一样，近视度数

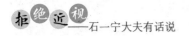

主要与 3 个因素有关：

1. 最初始近视的严重程度。

2. 初始诊断近视年龄。

3. 每年近视的平均增长幅度。

近视的最终度数

如何确定近视的严重程度？

我们始终要牢记在心的是，近视眼不论是单纯性的还是病理性的，都是从出生后一点一点长出来的！一定是在发育中逐步形成的，只是我们没有去给予足够的关注，以及医学科学没有足够的手段去获得观察的数据！

所以，对不同年龄的近视程度的判定需要同时考虑发育速度的因素。

1. 屈光度分类：从临床实用出发，我们一般将近视按度数划分。参考 2005 年第二版《中华眼科学》相关诊断标准，将屈光度分类如下：

远视	$> +0.50D$
正视	$> +0.50D \sim -0.50D$
低度近视	$> -0.50D \sim -3.00D$
中度近视	$> -3.00D \sim -6.00D$
高度近视	$> -6.00D$

2. 在高度近视中，又分 3 个层次：

高度近视	> − 6.00D ~ − 10.00D
超高度近视	> − 10.00D ~ − 15.00D
重高度近视	> − 15.00D

3. 明确了近视性质、程度这些与近视预后密切相关的概念后，还需要进一步了解发展至高度近视、病理性近视的过程，以及发展过程有哪些要素，因为近视形成后是不能改变的，而过程中某要素的干预可能改变近视的结果——近视的程度和性质！

切记

不同年龄，衡量近视的尺度不一样

切记：儿童青少年屈光度的衡量尺度不能与成人相同！

儿童青少年屈光度的分类：参照汪芳润的青少年屈光度的分类，男 < 18 岁、女 < 16 岁时，低度近视 ≤ − 2.00D；中度近视 > − 2.00D；高度近视 > − 4.00D。

同理，青少年的高度近视中也相应分出 3 个层次，对预后和发展进行判定：高度近视 > − 4.00D ~ − 6.00D；超高度近视 > − 6.00D ~ − 10.00D；重高度近视 > − 10.00D。

根据我们的经验，作为近视的预测，需要再深入分解屈光度，− 6.00D 是指发育稳定后的 18 岁以后的屈光度。如果孩子现在只有 5 岁、10 岁、15 岁，由于身体发育必然伴有眼球的发育，年龄越小，增长幅度的越大，所以，建议将高度近视的实际度数与年龄、发育相联系，动态思考和评估，即 15 岁时 − 4.00D、10 岁时 − 3.00D、5 岁时 − 2.00D，就应该警惕孩

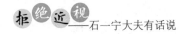

子在成人后是否会发育成为高度近视！

建立档案，分解分析

如何建立"控制近视的眼健康档案"？我们采取代数分解因式的方法分解各个生物参数。

近视的形成是一个复杂的生物现象，正常时属于发育过程的一部分，即眼球正视化过程。家长应关注发育中的孩子是否属于正常发育，即 3～14 岁儿童青少年应每 6 个月进行一次全面的各种屈光性参数和生物参数的检测记录（图 6-1 索维眼健康管理系统，见第 102 页），我们根据 20 多年的临床经验，汇总如下步骤：

1. 视力：包括远视力、近视力、小孔视力、矫正视力、带镜视力、儿童视力、单眼视力、双眼视力等。

2. 睫状肌麻痹验光后的屈光度。

3. 角膜曲率：正常的角膜曲率在 43D。

4. 散光：确定散光轴位，正常时近视轴位在 180°±15°，远视轴位在 90°±15°。

5. 眼压和角膜厚度：正常眼压平均在 16mmHg，波动范围在 1 个标准差内，即 ±3mmHg。角膜厚度正常为 550μm。眼球是否长大与内在的扩张力——眼压有密切关系。

6. 眼轴（包括眼球各腔值）：正常眼轴为 23mm。与视力、屈光度一样，它随年龄逐渐变化。14 岁以下孩子的眼轴应与屈光度一样，留有一定的缓冲余地，即不应超过 22mm。

7. 身高、体重的综合动态检测：10～14岁是青春发育期，眼球可以随身体的整体发育再次发育生长。每年记录身高、体重变化，在快速增长期，应加强防止眼睛过度发育的近视性生长。

> 我们研究发现，许多孩子在学前班时眼球已经发育成熟（第一次发育），而进入小学五六年级、初中三年级（是孩子用眼最重的时期）时，随身体发育最快时期的到来，眼球再次发育，形成"过度生长"（第二次发育）。

专家提醒

切记孩子的视力与年龄的关系

在没有获取孩子完整眼生物参数之前，6岁前不要随便诊断孩子为远视、弱视，更不要立即开始长时间的弱视治疗。若过早介入治疗，可能会加速近视的形成。视力与年龄不相符时，一定要辅助验光、眼轴、曲率等检查。千万不要追求"1.0"的"正常视力"！一定要有年龄的概念，不能"拔苗助长"！

切记孩子的屈光度与年龄的关系

14岁前不要随便诊断孩子为远视！如果在14岁时还能保持+1.00D的远视屈光度、视力达到1.0，则孩子终身不会近视！

过度、过高配近视眼镜的危害

还应切记，没有睫状肌麻痹或调节静息的"电脑验光"，出现的"近视"，特别是−0.50D或−1.00D的近视，千万不要匆忙配眼镜，因为孩子可能是调节过度、眼疲劳等导致的一过性近视！

过度、过高配近视眼镜导致"眼镜越戴越近视"的机理已经被近年的研究证实，即凹透镜的近视眼镜所产生的是"远视性视网膜离焦"，也就是对于假性近视的眼睛，这种眼镜产生的焦点在眼球后，这是一种促进眼球生长、变长的生物因素，它给人的反馈信息是："眼球，你还要赶紧地长大！"结果，近视不断加深！

角膜曲率是我们近视的"魔咒"

近来我们逐例对儿童眼睛有关的生物参数分析，逐渐解开了多年困惑家长、医生和社会对"近视越治越多"的谜团，原来，角膜曲率才是我们近视的"魔咒"！

角膜曲率在近视的萌发期，为了表现出"我是正常的眼睛"，自动地、同步地、"竭尽全力"地从比较"凸"的大曲率状态，伸展为较扁平的小曲率状态。由于角膜的努力，大概可以抵消 -2.00 ~ -4.00D 近视。下面是最近的一例门诊病历：当家长带6岁的孩子检查时，面对24mm的眼轴、41D的角膜曲率、散瞳前0.00D的验光、散瞳后 -1.00D的散光、0.8的视力时，常常感到茫然，有的大夫说是弱视，有的说是散光，有的说是假近视，但到了石大夫这儿，却说是"中度近视"，我才来检查孩子的眼睛，为的是保护，怎么就这么肯定是近视了呢？

14 岁前小于 43D，仍然表现为正常或轻度近视

如果14岁前小于43D，则孩子的眼轴即便过长，近视度数也不会显现，仍然表现为正常或轻度近视，这是人体的"屈光补偿或代偿机制"！10岁前孩子如果已经有 –1.00D 左右的近视时，一定要测量角膜曲率！

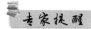
专家提醒

"散光"的暗示

如果孩子4岁左右有2.00D以上的大散光时，一定要测量眼轴、散光轴位、散瞳后验光屈光度，严密观察散光的变化趋势。

若从"＋"、"90°±15°"，逐年向"－"、"180°±15°"转变时，常提示是一种"近视眼"的前兆！

细心的家长可能会注意到，医生说过孩子是大散光，已经形成了弱视，且每次验光的散光度数或轴位在不断变化！

知道了上面所说的常识，就知道孩子的眼睛已经或正在向近视的道路上"前进"！

眼压的"变脸"

不仅是家长，就连医生、眼睛的科研工作者在内，都因为眼压在近视的发展中"扑朔迷离、忽隐忽现"的作用而"纠结"着！

3～6岁时，眼球比较小（眼轴21～22mm），眼球壁就比较厚，就好像未吹开的"气球"，表现为眼压"高"——平均值16mmHg以上的高限上21mmHg，有趣的是，若孩子有"真弱视"，即眼轴21mm以下的小眼球，眼压则"偏低"——平均值16mmHg以下的低限10～13mmHg。可怕的是，若做了准分子激光，眼压很少表现出高于13mmHg——暗藏"青光眼"

的隐患，因为测眼压的设计是采用一种简化后的"简眼"为各个生物参数的标准，手术后的最重要参数——角膜的前曲率被改变了，所以，眼压测量的比较基准随之变化，眼压计"无所适从"，只好给出这么一个数值。

开始发育时，眼球增大（眼轴 23mm 左右），球壁也被拉得"伸展"开来，变薄了，就好像吹开的"气球"，表现为眼压"不高"——平均值 16mmHg 以上。与正在吹开的"气球"一样，越吹越薄，越薄越容易吹大，表现为眼压"不一定高"，平均值在 16～19mmHg 之间。若吹气球的力量持续，即眼球呈"进行性近视"，则不论气球吹得多么大，眼压都在"高水平"——平均值 16mmHg 以上的高限上 21mmHg。

关于近视眼压的认识普遍存在偏差，即在 21mmHg 以下均是正常的。其中忽视了我们所用的眼压测量方法是间接的，是与眼球壁的可压陷性有密切关系的，是通过压陷一定面积的角膜所需施加的外力换算的。所以，角膜的易压陷或可压陷性影响着眼压的值。

再次提醒，要控制眼球的继续增长，最大限度地降低眼球扩张的内动力——眼压是十分重要的！特别是眼球未扩张之前的代偿期，即 10 岁以前的眼压尤为重要！当眼球已经扩张，控制眼压在低水平 13mmHg 是控制高度近视持续终身加重的关键！

近视就是这样发展的、促成的

提问：我孩子 5 岁 1 个月，病情发生的变化，我们不太明白，散光＋近视，现在做哪些检查？

生日 2006 年 5 月 29 日，女。

2010 年 1 月 4 日	左眼：0.3 右眼：0.2		
2010 年 1 月 7 日 散瞳		左眼：＋2.25－2.50x175 右眼：＋1.75x90	左眼：0.3 右眼：0.3
2010 年 1 月 26 日复查		左眼：＋1.75x90 右眼：－0.50＋2.25x85	左眼：0.3 右眼：0.3
2010 年 1 月 26 日配镜		左眼：＋1.75x90 右眼：－0.50＋2.25x85	左眼：0.3 右眼：0.3
2010 年 2 月 23 日复查	左眼：0.4 右眼：0.3		左眼：0.25 右眼：0.25
2010 年 4 月 5 日复查	左眼：0.5 右眼：0.3		左眼：0.6 右眼：0.5
2010 年 6 月 18 日复查	左眼：0.5 右眼：0.4		左眼：0.6 右眼：0.5
2010 年 8 月 17 日复查	左眼：0.5 右眼：0.5		左眼：0.8 右眼：0.6
2010 年 8 月 21 日散瞳		左眼：＋1.75－2.25x175 右眼：＋1.75－1.75x180	左眼：0.7 右眼：0.7
2010 年 9 月 10 日复查		左眼：－2.00x90 右眼：＋1.25x175	左眼：0.7 右眼：0.8
2010 年 11 月 14 日复查	左眼：0.6 右眼：0.5		左眼：0.8 右眼：0.6
2011 年 2 月 14 日复查	左眼：0.5 右眼：0.6		左眼：0.5 右眼：0.6
2011 年 2 月 17 日散瞳		左眼：＋1.70－3.00x175 右眼：＋1.60－2.00x180	左眼：0.8 右眼：0.8
2011 年 3 月 8 日复查		左眼：－2.50x175 右眼：－1.75x180	左眼：0.7 右眼：0.7
2011 年 3 月 8 日配镜		左眼：－2.50x175 右眼：－1.75x180	
2011 年 5 月 16 日复查	左眼：0.3 右眼：0.5		左眼：0.8 右眼：0.8

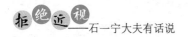

应结合以下几点对孩子近视有所认识

1. 结合前面的散瞳验光屈光度、角膜曲率，可以综合判断孩子的真实屈光度。

2. 结合散光和轴位、角膜厚度以及眼压可以预测以后的屈光发展趋势，判断孩子是否向近视方向发展。

3. 最后再结合连续 2 个或 3 个半年的各个参数、对比变化，计算发展速度。

第七章

规范流程　建立档案

人们总在谈论近视的"防治"，但几十年下来，近视不但没有防止，反而越防越多；近视不但没有被治好，反而越治发病年龄越小。

分析其缘由，我们发现，市场上流行的治疗近视的方法都是有具体的针对性的，也就是说，是针对诸多近视发病原因中的一种进行设计和治疗的，但每一个近视眼个体近视的形成原因是不完全相同的，治疗的方法也一定有差异。

防控近视，我做了什么？——从我做起！

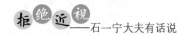
近视防控的具体可操作性流程

第一阶段，假期：第 1~7 步，即寒暑假期间，检查、预测和近视防控流程。

在检测之前，应具备有关的基本设备；在综合评估之前，应将有关检查项目一次完成；汇总有关参数，建立眼健康档案，追踪随访；设计个性化的综合干预措施。

第一步：初诊。

第二步：3~7 天用药。

第三步：3~7 天复诊。

第四步：21 天复诊。

第五步：综合评估、全面诊断。

第六步：建立眼健康档案。

第七步：综合干预。

第二阶段，开学后：第 8~9 步，即持续假期的有关近视防控措施。

采用儿童青少年眼睛健康保健的新思路，实现在现有的特定环境中、在现代信息化社会中，确保近视防控的连续性。

第八步：开学后日常生活中每天必做。

第九步：放假前准备：期末考试结束即刻与医生联系。

第三阶段：已经近视：即已经进入近视的人群应该启动近视并发症预防和治疗流程。

第十步：近视并发症的防治。进入中高度近视人群，无论年龄大小，必须时刻警惕近视三大失明性并发症，即视网膜脱离，开角型青光眼和近视性黄斑病变。

图 7-3　近视防控流程

防治误区

人们总在谈论近视的"防治"，但几十年下来，近视不但没有防止，反而越防越多；近视不但没有被治好，反而越治发病年龄越小。

分析其缘由，我们发现，市场上流行的治疗近视的方法都是有具体的针对性的，也就是说，是针对诸多近视发病原因中的一种进行设计和治疗的，但每一个近视眼个体近视的形成原因是不完全相同的，治疗的方法也一定有差异。

纵观国内外有关近视的权威学术专著和研究论著，没有具有可操作性的指导性论述，要么过繁赘述，要么过简概述，人们便随着商业性宣传，从众赶潮。

到底怎么知道自己属于哪种近视呢？或者说，自己的近视形成的原因主要是什么呢？

近视眼的成因有很多说法，现已多达 10 余种，如视近过度说、眼外肌牵拉说、结缔组织功能减弱说，种族、体质、营养、遗传、微量元素缺乏等等都影响近视眼的形成。所以，防控近视，首先要搞清自己的近视是怎么引起的。

思考

近视防控需这样思维

有人问："现在最现实的问题是让那些低度的孩子如何减缓或者停止度数的增长，临床有什么好的方法吗？"

我想，这是一个国人医生们的误区，还不知道近视是个什么问题，又怎么可能去治疗和控制？其实之所以出现近视是因为眼睛长过头了！那么眼睛是如何长过头的呢？

原来人的眼睛是随着身体的发育而生长的，在这个过程中，眼睛的发育如果出现异常（如发育过快）就会导致近视。而眼睛之所以会发育过头是因为起点高了。我们的起点不是在 +2.00D、+3.00D，而是 −1.00D、0.00D。

医生的困惑：如何解脱？

很多医生都很困惑，希望有人能指明方向：

1. 由于眼睛的发育，视力和视觉质量的变化，环境和遗传的影响是一个多因素，多态化的过程，因此想用简单的"一、二、三"这样的原则来概括是不现实的，但是有没有一个相对理想状态下的规范能够作为一线医生和验光师的参考标准呢？比如：每个年龄段我们关注什么，主要目标是什么，针对屈光的结果我们在什么样的范围内给予什么样的处理，形成一个能用一张纸就写明白的指南，为实际工作做指导？

2. 近视的防治光有好理论不行，没有合适的市场机制，好的理论和模式推广不起来，只有正确的思想和理论在社会推广，那些伪科学的产品和营销方式最终将会自行退出市场。

3. 最近谈及低视力和近视的防治，医生们都颇有感慨，不挣钱竞争不过某些以孩子眼睛为目标的营利机构，挣钱又很容易变成与这些机构一样的复制品。

防控近视，我做了什么！

防控近视，我做了什么？——从我做起！

有的医生告诉我：说实话，我们觉得非常有必要出一本针对青少年屈光问题指南类的书籍。大家都在搞，但搞明白的很少。

因为我们国家医学院所设的学习科目空白，进入眼科专业临床后发现，视光学尽管占眼科临床的50%，美国AAO教程13部分中，视光学内容占了3部分，但我们的医生对这一块根本不懂。所以，眼科医生们特别希望有人能做出近视防控的可操作性流程和规范，帮助临床少走弯路。

流程做出了，又有医生告诉我：尽管流程和原则已经比较详细，也能直接指导实践了，但对主诊医生的基本功要求很高，如果不是真明白的医生，还是无法做好。一知半解的医生更是不合适做主诊医生。

其实，在眼科行业里做低视力和近视防治，还有一些要求：

1. 从一开始就要按标准和规范来。

2. 从一开始就要做好持久战的准备。

3. 从一开始就要走高端路线，绝对不走目前的筛查——治疗模式。

4. 从一开始就要有足够的经济基础和后盾。

这些要求使得医生们望而生畏，在现实面前无法坚持。

确实，儿童青少年近视是一个需要我们眼科医生积极参与的社会问题。在近视形成机制、预防、控制上我们没有很好、很确切有效的共识。回顾20世纪70年代、80年代、90年代、2000年后的发病上升趋势，使我们感到很无助。在临床接诊中更多的是对家长们苦口婆心的告诫，但说教永远赶不上变化。希望有人倡导，万医齐放，为防治儿童青少年近视尽我们应尽的职责。

近视干预与形成机制、治疗仪的设计原理的剖析

近视干预一定要与形成机制和目前所有治疗仪的设计原理的误区一起进行剖析，一定要与迄今为止人们对近视治疗的质疑一起进行剖析，这样，才能设计推理出有科学依据的，没有断章取义的近视防控整体方案。

形成"眼球是一个复杂的生物光学系统"的概念；回归对近视的复杂性认知；明白近视防治"一对一"原则。

牢记近视的发病原因有 2 大类

综合分析，近视的发病原因有遗传和环境 2 大因素（如图 7-1 所示）。

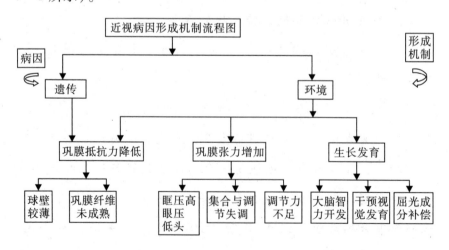

图 7-1　近视病因及形成机制流程图

（1）遗传作用：影响比例占 2/3，而环境的影响对形成近视约占1/3。

①人种方面，黄种人近视眼发生率比白种人或黑种人高。

②家族方面，有家族史的家庭近视发生率比无家族史的高，称作"家族聚集性"较为妥当，因为截至目前，对于学生的近视尚未能够明确定位遗传基因。

近视眼遗传方式呈现多基因遗传，遗传因素是近视发生的前提，环境因素是形成的条件；生活、工作环境的不同，如用眼习惯、阅读姿势、距离、时间、照明度、读物印刷清晰度、生活条件、营养摄入和身体健康状况等，对近视的发展也有影响。因此，有家族史者更应重视消除发生近视的不利的环境因素。

（2）环境作用：主要针对单纯性近视眼的发病原因。单纯性近视眼发生率与近眼工作量有关。

有研究证实先有多量近距离工作，然后发生近视眼。前者是因，后者是果。此外，日本在第二次世界大战时，社会动荡学生们较少学习，视近工作减少，近视眼发生率均有下降，这些也都是环境假说的根据。但是，国内外研究都提示，短短30 年，中国高达33% 的近视发病率，特别是儿童青少年的低龄化、高中毕业的高度近视化，不能简单用环境因素和遗传因素予以解释。

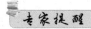

防控近视，有的放矢

近视眼的成因有很多说法，许多家长常常纠缠于此类复杂的问题，例如，近视眼是如何遗传的？家长的近视眼会遗传给孩子吗？家长是上大学后得的近视，孩子怎么小学就得了？家长并没有近视，怎么孩子会有近视？

在繁杂的近视形成的众多发病原因中，似乎每一种学说都能对一定的近视人群作出解释，又有一些敏感的家长顾虑过多。

实际上，在所有的规范教科书上，对近视病因的分析是有明确前提的，也就是说，首先要确定近视的程度，近视的性质、分类，然后对病因归纳、分析，因为这些工作的目的是探询近视的本质，以利于近视的控制，特别是预防。

近视分类与近视原因、近视度数的关系

因为近视是在一定的年龄后、达到一定的程度或度数时，近视的性质才发生本质的改变，也即近视的性质基本上可以根据近视度数来确定，而形成近视度数和发生近视性质改变的原因又主要与引发近视的原因密切相关。所以，国际上，根据近视的程度、综合近视的发病原因，将近视分为两大类，即单纯性近视眼和病理性近视。但临床上发现在两者之间还存在着过渡的"中间型近视"。

近视原因与近视分类的关系简单地说有以下2点：

第一点：单纯性近视主要与后天的生活、学习、工作环境

有关，而病理性近视多与家族的遗传基因有关。同临床一样，也存在着中间型表现，即近视呈现严重的病理性改变，家族的遗传因素又不明确，环境因素十分确定。

第二点：$-6.00D$ 以下、眼轴 25mm 以内，基本属于单纯性近视，$-10.00D$ 以上、眼轴 27mm 以上，基本属于病理性近视，$-6.00 \sim -10.00D$ 之间、眼轴在 $25 \sim 27mm$ 之间，单纯性近视逐步过渡到病理性近视，即过渡的"中间型近视"。此区间内，角膜曲率存在 $+1.00 \sim +5.00D$ 的近视屈光补偿，即角膜曲率从正常的 $+43D$，补偿为 $+42 \sim +38D$，角膜扩张、变扁平、曲率减少，达到使物体成像焦点向眼球后方移动，补偿眼球后部扩张导致的焦点前移的近视成像。

近视的度数

如何确定近视的严重程度？

由于近视在"良性"范围内，是进行性的，一般在 $18 \sim 24$ 岁停止增长，所以，不同年龄的儿童青少年近视程度的判定需要将可能发育的年龄区间加以考虑，同时还需将不同年龄阶段近视的发展速度加以考虑，将孩子发育到 $18 \sim 24$ 岁时的最终近视度数累加进去。

（1）一般的屈光度分类：从临床实用出发，我们一般将近视按度数划分。参考 2005 年第二版《中华眼科学》的相关诊断标准，将屈光度分类如下。

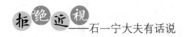

成人屈光度判定标准

远视	> +0.75D，包括 ±0.5D 散光
正视	+0.75 ~ -0.50D
近视	> -0.50D
低度近视	> -0.50D ~ -3.00D
中度近视	> -3.00D ~ -6.00D
高度近视	> -6.00D
高度近视	> -6.00D ~ -10.00D
超高度近视	> -10.00D ~ -15.00D
重高度近视	> -15.00D

（2）儿童青少年屈光度的分类：参照 Curtin、汪芳润的分类，男 <18 岁、女 <16 岁，按青少年屈光度对待。

儿童青少年屈光度判定标准

儿童青少年远视 3 岁	> +3.00D，包括 +0.05 ~ +1.75D 散光
6 岁	> +2.00D
儿童青少年正视 3 岁	+2.75D，包括 +0.50 ~ +1.75D 散光
正视 6 岁	+2.00D
正视 10 岁	+1.50D，包括 +0.50 ~ +1.00D 散光
正视 15 岁	+1.00D
正视 18 岁	+0.50D，包括 +0.50D 散光
儿童青少年近视	> -0.00D（6 ~ 10 岁）
低度近视	> 0.00D ~ -2.00D
中度近视	> -2.00D ~ -4.00D
高度近视	> -4.00D
高度近视	> -4.00D ~ -6.00D
超高度近视	> -6.00D ~ -10.00D
重高度近视	> -10.00D

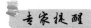

青少年近视是"长出来的"

我们始终要牢记在心的是，近视眼不论单纯性的，还是病理性的，都是从出生后一点一点长出来的！一定是在发育中逐步形成的，只是我们没有去给予足够的关注，以及医学科学没有足够的手段去获得观察的数据！

对中国的在校学生的屈光状况的调查发现，我们的学生近视眼是后天形成的，并随身体的生长发育而加速；学生近视形成的自然病程是远视眼向正视眼、正视眼向近视眼不断发展，近视程度逐渐由轻到重而形成的；在小学五六年级，初三年级以及高三年级呈现急速的近视人数增加和近视度数的增加，与学生的 3 次关键性升学考试密切相关，同时还呈现在升学后的近视度数缓进或回退现象，与台湾地区的 20 年情况相同。

所以，应充分认识近视的"后天的、发育性的、渐进的"演变过程，如我们已经了解到的，眼球的发育过程由远视→正视→近视，医学上称为"眼的正视化/近视化过程"。

在这个生理性生长发育过程中，如果眼球的发育迟缓，成年后眼轴过短，我们称为远视眼；如果眼球的发育正常，成年时眼轴和其他屈光成分匹配在一定的范围，即为正视眼；如果眼球生长过度/过快，成年后眼轴过长，即为近视眼，而近视眼一旦形成是不可逆的。

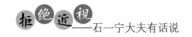

高度近视的分类意义

如何确定近视的严重程度导致的近视性质的改变？

当近视超出"良性"范围，不但是阶段性进行性的，即在 18 ~ 24 岁增长，而且在成年后继续、甚至终身进行性增长，特别是眼轴超过 27mm、角膜曲率 + 42D 以下、角膜厚度 500μm、眼压在 21mmHg 时，由"高度近视"演变成为"病理性近视"的概率急剧增加，进入中年后的失明危险性加大，并且大多数处于国家低视力的人群。

与"良性"近视一样，不同年龄的儿童青少年高度近视程度的判定需要将可能发育的年龄区间加以考虑，同时还需将不同年龄阶段近视的发展速度加以考虑，将孩子发育到 18 ~ 24 岁时的最终近视度数累加进去。

1. 成人高度近视分类：分 3 个层次，依次是高度近视、超高度近视、重高度近视。

2. 儿童青少年高度近视分类：分 3 个层次，依次是儿童青少年高度近视、儿童青少年超高度近视、儿童青少年重高度近视。

近视的"好坏"与"良恶"

近视分为 3 种：单纯性近视、病理性近视和中间型近视。

单纯性近视：是良性近视：在 15 ~ 18 岁以后的发育后期，

近视度数仍维持在 −6.00D 或 −8.00D、眼轴在 26mm 或 27mm 以内、眼底检查仅仅呈现轻度的豹纹状改变，这些孩子的近视在以后的几十年可能是安全的，可以视为"单纯性近视"。

病理性近视：是不好的近视类型，当近视度数在发育期结束时呈现 −10.00D 以上、眼轴 28mm 以上、眼底视盘颞侧弧形斑较大（≥2/3PD）、甚至黄斑周围出现局部萎缩等表现，应高度重视其近视的性质已经归类于"病理性近视"。家长应意识到在孩子今后的几十年生活中，眼睛极易发生各种有失明危险的并发症。

中间型近视：还有一种是向不好的"病理性近视"发展的"过渡型近视"，即由单纯性近视逐步发展到病理性近视的"中间型近视"。可以出现各种不好的近视性病变，如视网膜脱离（常隐匿在下方的脱离，形成青少年特有的、发展缓慢、伴有视网膜下膜、较晚累及视力的视网膜脱离），青少年高眼压——隐性开角型青光眼（表现为近视度数进行性增加，眼压在平均值的上限 21mmHg 波动，这类似于高颅压对儿童的影响是颅脑的代偿性扩大，而不是成人的颅压显著升高）。

专家提醒

了解近视性质和程度的意义

明确了近视性质、程度这些与近视预后密切相关的概念后，还需要进一步了解发展至高度近视、病理性近视的过程，以及发展过程有哪些要素，因为结果形成后是不能改变的，而过程中某要素的干预可能改变近视的结果——近视的程度和性质！

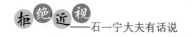

病理性近视的特点

1. 先天性、进行性：8 岁前已开始，发展快，持续进行性加深。

2. 屈光度大于 −6.00D：对于 14 岁以下的儿童考虑到伴随生长发育的自然生长和眼球增大，大于 −4.00D 就应视为高度近视。

3. 矫正视力不理想，视野及暗适应均异常。

4. 眼轴明显延长，与屈光度成正比。

5. 退行性：眼底改变早期出现，进行性加重。

6. 有遗传因素。

7. 多伴有合并症，如持续高于 16mmHg 的眼压，即可能有"隐匿的青光眼"——正常眼压性青光眼。

青少年近视多属于"单纯性近视"

2010 年 2 月 4 日的人民网以醒目的标题——"我国近视眼人数近 4 亿，'小眼镜'越来越多"报道了多国合作的防治儿童近视调查结果，证实我国近视眼人数已近 4 亿，超过了日本，居世界第一，近视发生率已经达到世界平均水平的 1.5 倍，青少年近视发生率更是高达 50% ～ 60%。近视人数连年攀升，已经成为影响我国人民健康的重要问题。

我们常遇见的青少年近视是一种被称为"单纯性近视眼"的情况，有人称为"学生性近视"。

在一定范围内，如 18 岁以后的 −1.00 ～ −2.00D 的低度近视不一定是一种病，也与体质没有多大关系，是人类的眼睛为了适应近距离活动增多的生存环境变化而作出的一些变化，即眼轴拉长，也称其为学校性近视眼、良性近视眼、青少年近视眼等。

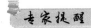

单纯性近视的主要特点

1. 绝大多数起自青春发育期，与过度用眼明显相关。

2. 近视进展过程不可逆，但随年龄增长而渐趋稳定。

3. 近视屈光度一般为低度。

4. 远视力多可理想光学矫正。

5. 近视力及其他视功能多属正常。

6. 有相应的眼轴延长，眼底无改变。

7. 遗传因素不肯定。

影响单纯性近视形成的因素有哪些

目前，对单纯性近视的形成有 2 种看法：

1. 功能性的过度调节：是青少年眼的调节力特别强，看近时距离过近，不易疲劳，而养成了不良用眼习惯，这时睫状肌过度紧张，屈光力增强，物像不清而形成，俗称假性近视。如果采取措施使睫状肌放松，视力可以得到恢复，如果继续用眼会使眼球病理改变，眼轴延长而转变成真性近视。

2. 器质性的眼轴增长：是青少年长时间近距离用眼，使

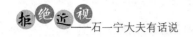

眼功能与结构发生适应性变化，大多数在视力波动或下降的同时，即已出现眼结构的改变，例如调节紧张、集合加强、眼肌牵引等导致眼压升高；长期眼球充血也致眼内压增加。这些因素均迫使眼球壁的巩膜延伸，使眼球发育超过了正常比例，最后导致眼轴延长。

单纯性近视眼的发生与遗传和环境均有关系，概括地说，在决定单纯性近视眼发生与否的个体差异中，遗传与环境约各起一半作用，遗传的作用略大于环境。

近视眼形成和发展到底在哪一个阶段

近视到底是在哪一阶段形成的呢？近视到底在哪一阶段发展得很快呢？

根据正常发育的屈光度，有专家提出近视在 3 岁时已经形成，也就是说通过检查，3 岁可以大概预测孩子的近视发展方向。

前面也提到，眼睛是慢慢长出来的，是从小眼球状态的远视逐步发展到正常的正视，之后才增大长成近视。而且在一般情况下，眼睛的发育到 15 岁左右就基本停止了，这也就意味着近视的发展也在 15 岁左右接近停止。

那么，近视发展到 15 岁时，能够达到的近视度数到底有多少就有可能估计出来了。

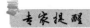

如何预测 18 岁时孩子的近视发展的程度

近视发展到 18 岁时，能够达到的近视度数到底有多少？可以根据以下 3 个参数进行估算，这就好像"里程等于速度与时间的积"一样。

近视度数主要与 3 个因素有关：

1. 最初始近视的严重程度：我们的研究测出，大量的小学 1 年级儿童的屈光度已经达 −0.82D，而实际正常发育的眼屈光度在各个年龄应该是：出生至 3 岁时 +2.50D，4～6 岁时 +1.25D，14 岁时 +1.00D。

2. 初始诊断近视年龄：在近视的初始诊断年龄中，近 20 年来以每 5 年提前 1 岁的速度发展，也就是说，1985 年近视化年龄是 11 岁，1990 年提前到 10 岁，1995 年是 9 岁，2000 年是 8 岁，到 2004 年是 7 岁。

3. 每年近视的平均增长幅度：多年的观察研究发现，欧美儿童 7～13 岁近视进展速度是平均每年 −0.23D，13 岁近视最快进展速度是 −0.75D/年，13 岁以后到增长速度减慢，仅 −0.04D/年；据我们的研究测算，儿童青少年的近视进展速度是每年 −0.22D，其中 7～12 岁的近视进展速度是每年 −0.16D，13 岁的近视进展速度是每年 −0.67D，近视最快的进展速度是 15 岁的 −1.32D/年。

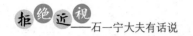
识破近视的隐匿期

儿童期眼球发育非常有意思，所附带的眼屈光度的改变也具有戏剧性！不幸的是中国的高等医学教育将这部分完全删除忽略，导致迄今为止中国医学体系中，对眼球屈光发育的认识缺失。

儿童眼球在3~10岁间的发育呈现"维持眼屈光正视化"的一种生理状态，即眼球发育时，角膜和晶状体逐步变扁平，以补偿眼轴增长产生的近视。这个"从远视向正视的发育过程"使人群的眼睛的屈光状态集中分布在"正视状态"，从而总体控制和限制了较高的远视或近视性屈光不正的形成和发生率。

专家提醒

警惕隐性近视的隐匿性

隐性近视的隐匿性在于：

1. 从屈光成分角度分析，在3~10岁的学龄前和学龄期早期，原本的22mm眼轴已经提前发育至青春期的23mm，但由于学龄前期角膜的补偿，以及同时伴有的晶状体调节，掩盖了综合屈光度；学龄期的晶状体补偿将这一隐性状态进一步延缓，表现为10岁左右的突发显现的 -1.00 ~ -2.00D 显性近视。

2. 从综合屈光度分析，学龄前期需有 +3.00D 的远视缓冲，并以每年 -0.25D 递减，叠加 +1.50D 晶状体调节，即"假近视"成分。

儿童青少年近视诊断中的屈光成分分类的建议：

1. 晶状体源性：包括调节过度、调节不足和曲率补偿。

2. 角膜源性：包括曲率性和曲率补偿性。

3. 眼轴源性。

综合屈光状态和屈光成分。我们提出屈光成分分类（图 7-2 近视屈光成分分类）。

①隐性近视	角膜性	角膜曲率补偿性：<43D 　假性远视 　假性正视
	晶状体性	晶状体屈光度补偿性：≤19D 　假性正视 晶状体张力调节性：+1.5D 　假性调节性近视
	前房性	前房深度补偿性：>2.5mm
	轴性	眼轴发育性：>22.5mm
②显性近视	曲率性	角膜曲率性：>43D 　暂时性近视 晶状体屈光度性：>21D 　假性调节性近视
	节点前移性	前房深度性：≤2.5mm
	轴性	眼轴：>22.5mm 　真性近视 　　无角膜曲率补偿性：=43D 　　角膜曲率补偿失代偿性<43D 　　无晶状体屈光度补偿性=21D 　　晶状体屈光度补偿失代偿性≤19D 　　晶状体张力性调节降低性<1.0D 　　前房深度补偿失代偿性>2.5mm

图 7-2　近视屈光成分分类

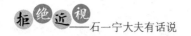专家提醒

隐性近视与远视缓冲、屈光成分补偿

我们对 7～18 岁在校中小学生屈光状态的分析，提示在校 12 年平均增加的 -3.00D 是眼球正常发育 1mm 产生的，揭示出了中国儿童青少年近视的关键是眼睛丧失了对正常近视化过程的远视缓冲补偿能力，即 3～6 岁间储备 +3.00D 远视缓冲，并将眼轴控制在 22.5mm 以内是保证眼球正常发育的需要。

晶状体调节与晶状体屈光补偿

在 6 岁以后角膜的屈光补偿 +1D 已经基本完成，取而代之的是晶状体 +2D 屈光补偿。但迄今仍无法对晶状体屈光度直接测量，我们通过 Bennett - Rabbetts 的模型眼理论公式，计算出晶状体的屈光度，从而获得了晶状体补偿导致的 6～10 岁间的近视隐匿期的客观参数。

还由于晶状体具有调节力，导致临床上常将隐匿状态的晶状体屈光补偿混淆为晶状体调节产生的"调节性近视"，形成了近视启动初始的屈光波动现象。

在多种综合因素的作用下，临床上近视形成初期表现复杂，没有具有可操作性的近视预测方法，无法实现近视的早期发现，故而对近视的控制和治疗也常常收效甚微。

儿童近视诊断中不能忽略的思路

儿童视力检测后，即行带角膜曲率的电脑验光，判定角膜性隐性近视，此时一般隐藏 1～2D 近视；随后测量眼生物参数，判定轴性真近视程度；再根据前房深度估测晶状体是否隐

匿近视，一般为 1～2D 近视；进一步点睫状肌麻痹剂，判定晶状体的调节张力作用。

不要忘记双眼视功能

最后，还需要特别注意眼睛是一起注视物体、阅读的，也就是说双眼是一起工作的。这一点更是常常被眼科医生忽略。

经常听就诊的病人叙述一些非特异的症状，如看书不能持久，并且伴有头疼、眼痛、背痛、注意力不集中、暂时性视物模糊甚至复视等。这种情况，通常是双眼视功能存在一定异常的表现。

若想使其获得更舒适的视觉，就要对被检者的双眼视功能状况进行分析，并根据被检者的视功能状况选择适当的方法进行处置。

专家提醒

近视检查时一定不要忘记眼睛是否斜视

其实，还有一点更为明显的是眼外斜视，许多人认为对近视不影响，这也是一个误区。因为近年的研究发现，近视的发生、进展都与眼睛的位置偏斜有密切关系，当看近处时，两只眼睛一起向内、向下聚集，同时伴有眼睛内部的晶状体协同调节，像照相机的一个变焦镜头一样，时刻保持外界的物体在视网膜形成清晰的图像，也就是说，看清楚。

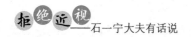

规范化流程建立档案

近视的低龄化和持续高发病率已成为社会关注的问题，也是眼科的难点和研究热点，已经从"医学学科中的某一疾病的问题"演变为危害中华民族素质和中国国防安全的社会问题，需要全社会共同努力来建立起系统防控体系。

结合国内外研究，经过 15 年的临床实践和观察研究，将我们临床实践汇集、总结，提出一整套关于中国儿童青少年近视预测预防（即近视预防保健）、近视进展控制（即近视防控），以及近视并发症预防治疗（即近视防治）的流程，3 ~ 18 岁近视防治流程，从 3 方面着手：近视的连续性防控体系三阶段 10 步走，近视的个性化防控设计三种状态 10 道防线，以及近视的综合防控理念五方面 10 项措施。

中国儿童青少年近视防控战略规划的流程（如图 7 - 3，见第 120 页）。

第八章

预防近视

　　眼睛在 3 岁时基本发育正常，参与复杂生物光学的各种因素基本稳定，我们可以由此推理，孩子的眼睛是否长过头，3 岁可以见端倪，此为"预测"起点，正所谓的"预防近视"才有着手之处。

　　就好比好孩子考试不一定会得 100 分一样，孩子的好眼睛不一定是 1.0。

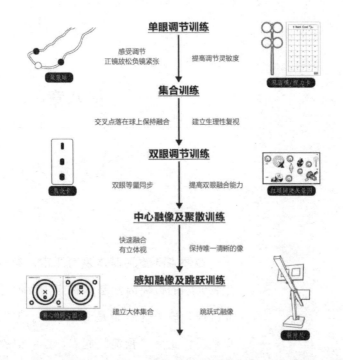

图 8 - 1　改善视疲劳训练方案

防不胜防之弱视泛化

近视的形成机制和近视的病因已经有许多研究，预防近视的方法也很多，但国人近视的发病依然我行我素、愈发愈高，终成流行性大爆发，致国人半数沦为近视。

仔细究其原因是理论脱离实际，终是下医末病；家长也似沙漠鸵鸟，迟迟不肯正视孩子的眼健康，万般无奈之时匆匆戴镜，听之任之；巨大的生存竞争、独生子女的后果导致家中唯恐孩子输在起跑线上，家长的失败和未竟梦想强加在孩子的身上，且愈演愈烈直至孕育期的胎教。

30 年前当儿童弱视成为高中预选空军的一大障碍时，一批共和国培养的赤心儿童眼病工作者们通过与国防工业研究所的科学工作者一起研制出"弱视训练仪"，攻克了"弱视"不治之症，摘掉了弱视的残疾儿童的头冠。

医疗市场化的 30 年忽视了医学科学快速发展，没有及时修正临床指南，30 年来依然以中心远视力不能达到 0.9 为快速筛查标准，一直沿用至 2009 年。

泛化弱视的市场化

由于之前的医疗市场的错误开放，加之从事研发的医务工作者没有及时跟进，良好的愿望和研发的产品让商业"智者"的转化为生产力，家长们的信任和期望成为了某些人的商机。

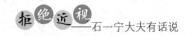

可以看看多少孩子被诊断为名目繁多的弱视、散光弱视、近视弱视，多少弱视治疗机构和方法，多么显著的疗效。在我们接诊的众多近视孩子中，如果再多问一句，近视儿童无不有曾经治疗弱视、视力康复、视觉复健的影子。还有相当多的家长在治疗前就已经被提前告之"弱视治好后，你的孩子还会近视"。

更令人担忧的是，医疗商业化的机器的运转不断加速度，医疗行业被网络巨人定义为可以产生数以万亿计的健康产业，商业的精英已经嗅到无比巨大的商机：现在已经有监测 6 个月婴儿眼屈光状态的设备，而实施治疗的对象也提前到了 3 ~ 6 个月的婴幼儿，更有远视储备的概念被曲解为 0 度孩子加 100 度近视配镜的理由。

就像 15 年前我预测儿童青少年近视率已达 95%、中国儿童平均近视化年龄将提前至 6 岁一样，我再次郑重预测：不过 10 年，中国儿童近视的发病将会提前至幼儿的 3 岁左右；民族和家庭的灾难不言而喻：20 年后 18 岁以后的高度近视将会引发国人的病理性近视失明并发症的大规模暴发流行！儿童弱视的泛化和促进眼球发育的弱视治疗的滥用，将会使 5% 的中国远视基因人群消耗殆尽，呈现出中华民族的全民近视化！

所以，我在此再次呼吁：社会不要将孩子的眼睛当商品，国家不要将视光业当轻工业产业！家长不要将梦想加在孩子身上，家长应该自己不断努力，搭建更高平台，让孩子在自己的肩膀上展翅高飞！回归眼视光、眼保健的医疗性，敬畏生命！

被"弱视"蒙蔽的家长

当高考这个通过知识改变命运的方法依然作为底层百姓摆脱贫困、提升社会地位的唯一较为公平的途径时，当初步筛查的指标被作为唯一诊断金标准时，当独生子女无比珍贵时，当昔日只知道唯一标准答案的应试教育的学生，成为当下儿童的家长，当学校的学生年度查体成为一种珍稀资源时，当中国教科书没有将复杂的眼视觉发育、眼屈光发育作为视觉器官眼球发育的重要组成部分写入必读基础医学教材中时，当信息化时代迅猛改变人们的交流、学习方式，视觉从人们获取信息量占五官的70%迅速提升至90%以上时，孩子的眼睛成为最大的牺牲品！

家长从来没有仔细思考：孩子的眼睛与身体一样，是出生后逐渐发育成熟的；孩子的视觉认知与大脑一样，是出生后逐渐发育成熟的。家长也从未怀疑孩子3~6岁时1.00~1.10m的身高会是一个问题，因为孩子的身体需要逐步发育才能长到成人的1.60~1.75m；家长也从未怀疑孩子3~6岁时学不懂代数、物理，因为孩子的大脑需要逐步发育才能长到成人的智力。家长从不会用成人的各种标准来要求孩子，常常会说"他还小，还不懂事，他还是个孩子……"

但是，为什么孩子的视力——大脑中枢神经系统的高级心理认知过程就一定要达到成人的心智发育水平？为什么孩子的屈光度——眼球、眼屈光发育就一定要达到成人的身体发育水平？

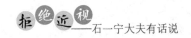

当一个孩子可能被诊断为"弱智"时，家长最起码要去排除一下，或许孩子只是发育稍晚一点，我们可以稍稍严密观察一段时间，看看是否发育显著异常；但是为什么当一个孩子简单地被诊断为"弱视"时，家长却不能采取同样的思维方式，排除一下眼球发育问题，最起码稍稍严密观察一下发育是否明显异常？当治疗"弱视"时被告知孩子弱视治好后"肯定会近视"的时候，家长从未思考过"远视—散光—"弱视"—近视"是一个依次相接的"顺序关系"，既然如此，这个中间是否存在一个"正常的正视眼"的终点站，即远视→（散光—"弱视"）→正视—｜停｜—近视。

当孩子的眼睛进行高强度刺激生长发育性的治疗时，如红光、蓝光、LED灯、高频光；当孩子的眼睛按照曲解的短眼轴治疗时，将柔弱的眼球挤压、按摩，排出所谓的"眼球内的液体"时；当孩子的眼睛经过治疗，当即提高"视力"时；当孩子的眼睛戴上无法戴端正的眼镜矫正视力，失去眼球自身的调节力、调节灵敏度和补偿功能时；当孩子的病理性近视眼底病变导致视力损害，依然按照"弱视"错误刺激，使眼球继续发育时；当按照发育异常迟缓进行促进眼球发育的热灸、按摩等治疗时，无异于近视儿童的加工厂。这种现象的背后，是30年后我们民族和家庭、孩子必然吞下的苦果！

专家提醒

不要轻易说孩子"弱视"

不要轻易治疗弱视，6岁前孩子视力不一定到达1.0。"弱视"疗效极好、视力矫正极快的孩子，其实是正常的眼睛被您"拔苗助长"、成为近视的"罪魁"！毫不夸张地说，周围近视孩子的家长多有一段愉快的、出现显著疗效的"弱视"治疗经历！所以，孩子视力1.0，家长应该担心近视了，赶紧查查眼轴和角膜曲率！

中国儿童青少年近视防控的基本点

说到近视的预防，人们会想到很多耳熟能详的方法，如写字姿势要端正，不要走路看书等等，其实这些都是在发生近视以后的事情了。15年前我们在总结了12年级在校学生的屈光发育趋势后，发现了7岁远视储备消耗，找出了中国儿童青少年近视的控制点，提出了眼屈光发育预测经验公式，并且应用至今，在5年前确立了中国儿童青少年近视防控的基本点：防控近视需从3岁着手，即防近视发生于未然，预测近视、控制近视因素于孩子的备孕期、孕育期和抚育期。

计划一个健康的孩子

迄今，单纯性近视的遗传物质——遗传基因尚未精准确定，但大家都有"近视多发生在有近视的家庭中间"的经验。常常有家长问：我的近视会遗传吗？孩子的近视是先天的吗？

要准确地回答家长的顾虑和疑问，首先需要了解有关眼科学界对近视遗传性的研究结果。迄今达到共识的是，近视是在

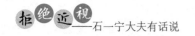

环境因素影响下，与遗传易感因素共同作用下的多因素眼屈光不正。尚不能检测到具有共性的单纯性近视的基因位点，即使是高度近视的基因表达也呈现较大的局限性，尚未检测到具有共性的病理性近视的基因位点。

所以，作为近视的预防，只能遵循常识，从孕育孩子开始。

大家都知道，孕育孩子之前要做婚前检查，希望孩子是健康的。同理，大家也可以理解，从近视病因中的遗传因素角度，孕前关注父母及家人的屈光状态，对孩子的眼健康具有积极的影响作用。

当计划一个健康而有一双明亮眼睛的孩子时，应该关注父母自身的眼球和屈光状态，以及近亲三代人的眼健康状态，做到心中有数，防患于未然。

这并不是说近视的遗传性，而是近视的易感性和家族聚集性，以及近视家族生活习惯对近视形成的影响作用。

孕育一个健康的宝宝

当提及近视病因中的生活环境和习惯时，家族聚集性和近视易感性对孩子的生长发育具有重要的作用。正如前面提及的，尚未确定近视遗传物质——基因位点，但确实父母有近视时孩子的近视多会提前发生、且均较父母严重，我们还知道近视发生与环境有着重要的联系。所以，父母有近视的家庭，其生活习惯、环境对孩子的眼球向近视发育具有促进作用，例如，近视的家长多喜爱宅在家里，喜欢近距离活动，不喜欢社交，不喜欢户外活动，性格内向、甚至压抑，饮食多喜欢稀软烂偏精的炖煮熬食品，少食生脆杂食品，饮食单一、甚至挑食，喜好甜食。

如果父母一方、双方或父母家中有近视时，切记，为了最大限度减少自己生活习惯对孩子的影响，一定要从计划孕育孩子之日起，改变自己的生活习惯，反其道而行之，孩子出生后更要坚决更改自己的喜好，消除近视形成的基础。即积极参与户外活动，不宅在家，不压抑情绪，开朗奔放，积极进行体育运动，不吃甜食，食用五谷杂粮、全麦，食用生菜、有色菜。

开朗、阳光、豁达的性格，积极社交，提升交感神经系统兴奋性，对近视的预防、抵抗近视形成的不利因素至关重要。

不将自己的未竟理想、自己的不如意强加或寄托于自己孩子的身上，快乐天真无忧的童年对孩子的发育至关重要，否则，不仅影响心理健康，还影响眼睛健康。

理性规划孩子的智力开发：心智的启迪

大家已经注意到孩子早教带来的危害——过早发育、过度发育，使孩子失去了天真烂漫的幼年和童年。

我们养花草时就会发现，一味使培育的花草拔高、生枝，若根须尚未繁茂，养育的花草很快就畸形生长了；反之，如果先注重花草根须的培育，蓄积能量，则之后的花草就会枝繁叶茂、常开不谢。

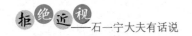

大脑的智力发育离不开眼球视觉系统的信息传递，过度智力开发、大脑细胞个体过度发育——大头、大眼球，但相互的信息沟通的树突——根须尚未完善，短时间内似乎智力超出同龄儿童，但实际是畸形智力发育，比如高考之后的撕书现象，大学期间的疯狂网络游戏、挂科、厌学、弃学现象。

所以，幼儿、儿童的教育应该是一种启迪：好奇、向往、渴望，"为什么？为什么？"往往家长只是将自己不如意的人生归结为儿时没有考好、自己的父母没有提供比其他优秀同学更优越的学习环境、自己的家境贫穷等。家长不知道优秀的人是智力的优越、思维能力的优越、持续性学习能力的优越、自省自我修正的优越。不容置疑学习成绩固然是对于知识掌握程度的唯一统一的衡量标准，就是说，如果没学懂，考试成绩是不会高的。诚然为成绩而学习，短时间可以达到高分数成绩，但是仅仅是没有创造力和思维开发的模仿能力而已。进入社会依然可能出现很多问题。

所以，家长应该从自己做起，不懈努力，为孩子搭建高于自己的平台，让孩子在自己的肩上起飞。家长应该启发孩子对大自然的好奇，对未知世界的渴望，家长应该及时发现孩子的爱好、天赋，让孩子带着发自内心的热爱去探索。比如，家长每月少花一些，努力为孩子积攒 1000 元，18 年后可能就有 21.6 万元，就有可能越过无法逾越和回避的高考，无须与千军万马争夺独木桥，而进入国际一流大学，接受世界一流的高等教育。

家长应该拒绝体罚式的、毫无启迪的、重复性的"一字写 10 遍，一题抄 10 遍"的"作业"，家长应该要求老师对孩子的教育具有启迪性，而不应该迎合老师的死记硬背、无意义重复的、年复一年的无须认真备课的教学模式。家长应该拒绝成为老师、学校考核业绩的牺牲品。

至少，在孩子 1~3 岁幼儿期，3~6 岁学龄前期，以及 6~9 岁的儿童期，让其茁壮健康成长。10 岁以后再开始人类科学知识学习的学业，实现生长发育高峰期与学业学习负担高峰期的错峰。

如果家长还能够给予孩子和睦、温暖、充满爱意的家庭，创造民主、平等、开放、亲情的家庭氛围，孩子独立、自信、慈爱的健康人格就会悄然形成，终将成为一个具有自由思想，有独立人格，充满责任使命感和有爱心的社会有用之人。

我们由此提出，"身体好，心理好，学习好"的"新三好"孩子。孩子智力的开发首先是心智的启迪。

给孩子一个健康记录，了解发育的趋势

通过我们 15 年的观察和研究，结合国内外百余年来对近视的探讨，我们得到如下的概念：①近视是眼球过度发育，生长过大；迄今尚无有效的方法使长出来的眼球退回去，所以务必设法使眼球的发育在正常范围。②眼球是出生后逐步长出来的，只是眼球的增长与身体其他的生长发育不同，是 μm 级的增长，不易被人们感受到，一般的设备，如 A 超等 mm 级眼科设备也由于其较大的误差，不易监测，所以，若要监测眼球的

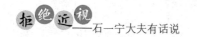

微观发育，需要使用 μm 级的眼科设备，如索维 SW9000、IOL – MASTER、LENSTAR、AL – NIEDEK。③幼儿和儿童的检测需要非接触性的设备，否则需要全身麻醉等，烦琐且增加危险，更无法进行广泛筛查普查，追踪复查。

近年来，由于上述设备的逐步普及应用，对孩子眼睛的生长发育监测成为可能。

理论上分析，从出生到 6 岁，眼轴长度从 17mm 增长到 22mm，约 5mm；6 岁以后的青春期发育继续增长约 1mm，眼轴长度从 22mm 增长到成人的 23mm。

与身高相比，出生时的 50cm 到成年后的 170cm，要增长 120cm，也就是 1200mm，1200000μm；而眼轴从出生时的 17mm 到成人的 23mm，一共 6mm，并且，在 3 ~ 18 岁之间的 15 年间只能长 1mm，因为其中的 5mm 在 3 岁前已经迅速发育了，这一点与身高发育迥异！

就好比人们用肉眼观察第四季冰川的变化一样，冰川以极其缓慢的速度移动着，以至于人们难于用常规的方法发现它的运动。眼睛的生长约为身高的 1/1200，眼睛以 μm 的速度增长，以至于人们难于用常规的方法发现它的增长，从而忽略了它的存在。

我们从上述数据可以获知，眼睛在 3 岁时基本发育正常，参与复杂生物光学的各种因素基本稳定，我们可以由此推断，孩子的眼睛是否长过头，3 岁可以见端倪，此为"预测"起点，是所谓的"预防近视"才有着手之处。

预防近视的标准和理念

因为我们已经有 μm 级的眼科设备，如果将眼睛的增长与相应的屈光度增长分解为年增长、半年增长、季度增长、月增长，并用以计算眼睛是否正在增长、增长的速度是否正常。屈光度变化与眼轴增长在 3～13 岁之间，即学前及小学期间，眼球的增长/或单位时间内的眼轴增长、屈光度增长，不能超过以下界限：10 年增长不能超过 1mm（相当于 -3.00D），1 年不能超过 0.1mm（相当于 -0.30D），6 个月不能超过 0.05mm（相当于 -0.15D），3 个月不能超过 0.025mm（相当于 -0.075D）。

所以，我们得出了如下预防近视的标准，并且在 2010 年首次提出"防治近视三岁抓起"近视防控理念。

保持眼球正视化状态的基本条件：3～15 岁之间眼轴保持在 22.5～23mm 以内，3 岁后眼球发育过程中需要 2 个阶段的屈光缓冲：①3 岁时保持 +2.50D 的正视屈光度，以确保 3～15 岁的 1mm/-3.00D 的增长；②18 岁时仍然保持 +1.00D 的正视屈光度，为眼球在 18～25 岁时继续发育的约 0.33mm/-1.00D 做好缓冲。

只有在 3 岁时，将眼轴控制在 21.5mm、将屈光度控制在 +2.50D 的正常发育状态，以后的 10～15 年间，以 0.10mm/年和 -0.25D/年的速度发育才有可能将眼球控制在"正视眼"范围。

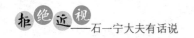

及时发现眼发育异常，实时掌握孩子眼球发育的生物参数。

视力是视觉发育过程，散光是眼球发育过程

如同上面所说，屈光状态在幼儿时存在一定的远视储备，为的是未来快速发育期不会过头——长成近视；同理，幼儿的视力也是在发育中不断完善的。当孩子视力达不到正常成人的1.0时，并不意味着孩子是"弱视"——视觉发育迟缓或视觉中枢发育不良。家长应该要考虑：给孩子一点发育的空间和时间，稍微密切一点观察孩子对视力表的含义的理解，某种意义上讲，观察本身也是一种治疗。

因为眼睛是大脑的一部分，视觉视力的发育需要智力的不断发育完善。

所以，切记不要仅凭一次视力测定，并且是在混乱、陌生、恐惧的环境下检查出来的视力结果，就草率诊断孩子是"弱视"，就立即开始各种各样的治疗。

切记不要仅凭一次电脑验光，或者"散瞳医学验光"，以及验光后矫正视力没有达到成人视力，就草率诊断"弱视"，并立即给予治疗。

切记

就好比好孩子考试不一定会得100分一样，孩子的好眼睛不一定是1.0。还要切记：当孩子视力未及成人的正常视力

时，一定再查查手形儿童视力表，儿童有别于成人，需用儿童的方法检测。

切记不能仅凭一次验光、矫正视力没有达到成人视力，存在一定的远视（+1.00D）和/或散光（-1.00D），就草率诊断"弱视"，并且武断告诉"如果孩子不治疗就残疾了，或永远治不好了"，立即给予治疗。

切记不能仅凭验光的散光、仅凭自己的知识"散光终身不变"，断然诊断散光性弱视并治疗，并且被预见性地告知散光的弱视可以治好，但孩子之后肯定近视，还认为近视一点不要紧。家长应该思考：散光和弱视与近视之间是否存在着某种联系，并且是可以使近视不发生的，因为如果近视是治疗散光弱视的必然结果，也就是说伴有散光的儿童眼睛意味着未来近视的可能性，如果再加入促进眼球发育的弱视治疗，则无异于"人为制造近视"，即"获得性近视"。一定要清楚：弱视治疗产生的效果是促进眼球增长发育，可能的结果是眼轴过长，也就是近视。

所以，一定要警惕视力低常、散光，不要轻易戴上弱视的帽子，不要轻易治疗弱视、散光。

还有一点，就是不要误读远视储备，即在正常发育的状态下，应该给孩子预留对应于年龄的远视储备，但是，当孩子已经近视了，就应该及时消除近视导致的视网膜模糊像。

孩子散光意味着什么，改变散光的意义

经过我们10余年的观察，特别是通过近1年与家长的密

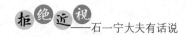

切交流和沟通，发现中国儿童散光高发、大散光难治的重要原因有以下几方面：饮食（挑食、精粉），饮水（纯净水），睡姿（俯卧），光线（室内），倒睫，刘海，眯眼，歪头，东方人的睑裂和单眼皮。上述因素均致眼球壁较软，易于被东方小睑裂的单眼皮压成散光，并且不易恢复。

所以，孩子歪头、挤眼、眯眼一定有原因，一定要注意。

还有环境干燥、污染，使得孩子睑板腺口阻塞，泪液中的油性泪膜不足，产生干眼，还由此产生类似"结膜炎"、"角膜炎"的症状，常常被开出三四种抗生素、抗病毒、人工泪液、组织修复等等眼药水、眼药膏，长期使用，持续 6 个月，呈现"药源性干眼"。因为，眼药里的防腐剂会破坏眼泪液的黏液层、油液层，反过来加剧了对眼药水液一过性舒适的依赖性，从而进入恶性循环，无法自拔。

孩子不一定要争起跑

我们已经知道眼睛是大脑的一部分，如果过早开发孩子的智力，眼球会随大脑一起过早发育，也就是眼轴过长，即近视。所以，延缓眼轴的发育另一重要方面就是严格控制孩子大脑智力的过早、过度开发，也就是推迟近距离文字的阅读、书写。

特别是家长不能当着孩子的面沉浸于智能手机、平板电脑，一定要禁止其使用电子产品。

还有的家长甚至将智能手机、平板电脑作为哄孩子安静、不哭闹的玩具，任孩子数小时玩耍。

一定牢记：自己的身体自己爱，自己的眼睛自己护。现在幼儿园内，为了校园安全，过早送进幼儿园的孩子大量减少了天真烂漫的游戏、户外活动，试想麦苗在室内能结出麦穗吗？更为严重的是，在没有严格监督和限定的状态下，让幼儿园的孩子长时间观看电视或荧屏节目，使他们的眼睛受到极大的伤害。更不用说幼儿园成为了小学教育基地，大量小学知识下放、提前至幼儿园。

一定要"节约用眼"

面对青少年滥用眼睛的现象日益严重，不少人因为滥用眼睛而诱发各种眼病的情况，我觉得很有必要借此机会提醒大家，一定要"节约用眼"。

提倡节约用眼，是因为有很多科学研究表明，眼睛看近的时间是一种有限的"资源"，无限挥霍，就会导致眼睛的病理损害。长时间操作电脑、看书、看电视、玩电子游戏等这些看近的活动时间过长，对于处于生长发育期的儿童来说，会引起视觉疲劳、"假近视"，甚至引起近视。

虽然引起近视的原因及其机理尚不十分清楚，但在生长发育期，眼睛看近（一般指5m以内的范围）过度和近视的发生有明显的因果关系，而且看的距离越近，持续的时间越长，这种因果关系越明显。因为连续长时间看近不休息，眼球内的睫状肌长期持续收缩，可形成调节痉挛、眼睛酸胀疲劳；进一步发展，则会出现眼球前后径增长，从而成为近视眼。

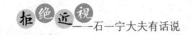

多年来，国内外对近视的高发病率一直没有一个很好的办法来应对。现在"先进的"近视眼激光手术也只能是通过改变角膜的屈光状态来提高视力，也就是在黑眼球表面打磨了一个矫正近视的"镜片"，并不能真正阻止近视的病理发展过程。至今还没有一种被大家公认的能有效治疗真性近视的药品和仪器，所以在这种情况下，我们认为，倡导"预防为主"的观念显得尤其重要，这也是提倡"节约用眼"的最根本原因。

专家提醒

加强身体锻炼、增加户外活动

积极参加体育锻炼，增强体质。机体素质的好坏与青少年近视眼的发生也有密切关联，比如说，营养不良、患急慢性传染病、体质虚弱者发生近视的概率会增加。因此，平日里要加强体育锻炼，如跑步、做广播操、打球、踢毽子等。此外，前面提到的眼保健操也是预防近视眼、自我保健的好方法，可以在读书写字的间隙做眼保健操，和各种便捷的双眼视功能训练（图8-1改善视疲劳训练方案，见第146页），以起到解除眼疲劳的作用。

加强体格锻炼，增强身体素质，可以减轻、减慢近视眼的发生，尤其是室外体育运动。让孩子在空气新鲜、视野开阔的郊外进行远眺，极目欣赏祖国的山河大地，也是眼睛最好的保健方法之一。

预知孩子是否健康，一定要预测眼球发育状态和速度

由于眼睛的精密性，眼球发育是在"μm、nm"级水平增长的，人们日常判断身高的 cm、眼轴的 mm 级测量方法已经远远不能揭示眼球的发育，也就无法通过个人的肉眼判断确定眼球的发育。科技进步带来了微米、纳米技术，使我们可以通过非接触、无损伤的检测设备检查儿童，乃至 6 个月的婴儿眼球的发育。

人们已经知道用超声探测腹中胎儿的发育，却很少想到用非接触、无损伤的眼科检测设备检查孩子的眼球发育和屈光发育是否在正常范围，更不知道这些检测数据对掌握孩子眼发育状态的重要意义，以及对近视预防的意义，我们可以通过这些检测数据，计算孩子发生近视的危险，在 3 岁时有效阻止近视的形成和发展。特别是每年定期的检测，画出发育曲线，则有可能预测出眼球发育的速度，判断出孩子眼球发育是否正常！

这些检测我们称之为"眼生物参数"，包括 10 个指标：眼轴、角膜曲率、前房深度、晶状体厚度、玻璃体腔长度、角膜厚度、脉络膜厚度、视网膜厚度、眼压以及身高体重。

好方法护眼一辈子

我的父亲刘光汉是一位 95 岁的老爷爷，他也是医生，他几十年来写了 10 余本书、几百篇论文，医案有数千例，迄今

仍在伏案写作，但依然没有戴花镜。我们好奇地向他咨询了"护眼"的秘密，他说方法很简单：关键是坚持（图8-2好方法护眼一辈子）！

方法要点：①看近处1~2个小时后，必须远眺，找绿叶，约5分钟；②轻轻闭眼，同时眼睛向鼻尖转，轻轻按摩上眼皮区域的眼球，即相当于白眼球的部分。

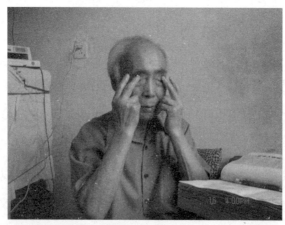

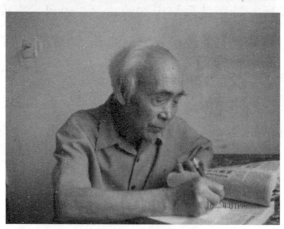

图8-2　好方法护眼一辈子

第九章

控制近视

近视的控制，是指将近视在 18 岁时的发展程度控制在 −5.00D 以内的中低度水平。

近视的控制主要是指在青春发育期前尽量储备足够远视度数 +2.00D，以缓冲青春发育期身体快速发育伴随的眼轴增长 −3.00D。

近视控制是一场持久战，它与孩子 18 年的整个哺育、成长、教育相伴随，它有性别的差异，女生需要至 15 岁，男生需要至 18 岁。

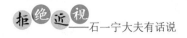
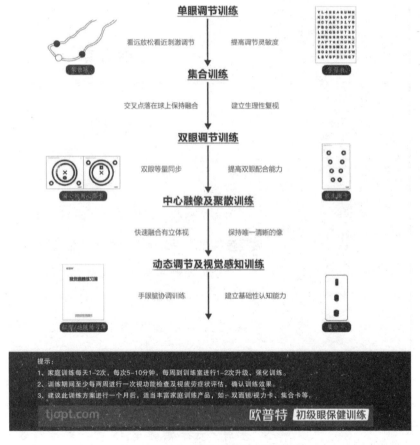

图 9-1 初级眼保健训练方案

树立 18 岁时的控制目标

谈及近视的控制，是指将近视在 18 岁时的发展程度控制在 −5.00D 以内的中低度水平，从而实现防止中高度近视在成年后带来的不可逆失明并发症，如视网膜脱离、正常眼压性开角型青光眼、病理性近视性黄斑病变等。

近视的控制主要是指在青春发育期前尽量储备足够远视度数 +2.00D，以缓冲青春发育期身体快速发育伴随的眼轴增长 −3.00D。

近视控制是一场持久战，它与孩子 18 年的整个哺育、成长、教育过程相伴随，它有性别的差异，女生需要至 15 岁，男生需要至 18 岁。

关注近视初发阶段的 3～6 岁、隐性近视的显现阶段 6～10 岁以及近视进展的快速阶段 10～15 岁（女生）/12～18 岁（男生）是非常重要的。

近视控制就好比作战，需要设定 3 年为限的数道防线，当前一道防线失守，则退到次一道防线继续对抗直至青春发育期结束的 18～24 岁；如果眼睛生物参数和屈光度进入中间过渡型近视，也就是病理性近视前期，则需要启动另一方案，即病理性近视的防控系统，每 5 年为一道防线的终身监控！

抓住近视进展的不均衡性

人体发育基本在 18 岁完成，之后至 25 岁仍有缓慢的发

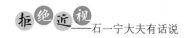

育，这与眼球发育相同。不同的是，眼球发育主要在 3 岁前完成 90%，其余在 15 年内缓慢完成，其在青春发育期依然存在跳跃性发展。

显而易见，3 岁时我们就可以了解约 90% 的眼球发育状态，以及 18 岁时可能发育的状态，结合青春发育期的跳跃、10 岁前的隐匿状态，从而调整我们所采用近视进展控制方法的种类、强度和持续时间。

及时捕捉到近视征兆

经常听医生讲某种控制近视有效的方法，家长也有同感，如××，女，10 岁，2 年来近视进行性加重，平均每年 1.00D，采用××治疗方法 1 年，近视增长 0.75D……。

近视是在 10 岁前由隐性状态逐步显现出来的，关键因素就是晶状体的张力性调节和屈光度 +2.00D 的补偿能力消耗后改变，在女孩子发生的得早一些。

通过这个例子可以了解到，当最大的补偿功能消耗后，再控制近视似乎为时晚矣，也就是说，及时捕捉到近视的最早征兆对近视控制至关重要！这包括：3～6 岁间的眼生物参数动态观测，18 岁屈光状态经验公式的计算预测，孩子视力满则亏的理念。

不会形成近视的相关正常值参考前面有关章节段落。

任何时候控制都不晚

就好像吃饭、睡觉，体重、血压，是一种高生活质量的基础保障，特别是信息化在当今社会科技高速发展时代，视觉在人们日常生活、学习、工作中的作用越来越无法替代，与听、嗅、味、触觉相比，视觉已经占到人们与外界信息交流的90%以上。人们对视觉的依赖已经达到无以复加的程度，人们对眼睛的使用也已经到达毫无节制的地步。

近视防控需要树立"中低度需要持续到青春发育期结束，在中高度近视需要有持续终身"的理念，因为：

1. 中国的应试教育制度短期无法根本改变，家长对孩子的未竟梦想的期待，以及孩子未来命运，导致孩子没有足够的户外活动、充足的睡眠、快乐的学龄时代，过长时间伏案苦读，日复一日重复着扼杀天性的"体罚式作业"。

2. 泛化眼保健或错误概念治疗"弱视"，过早消耗了正常远视。

3. 医疗资源的严重匮乏，中国医学体系中视光学基础教育的空白，眼健康初级保健的缺失，迄今，很多眼屈光发育的概念依然错误。

4. 名目繁多的治疗、混乱的机构和不作为的管理，已经形成巨大的以孩子眼睛健康为代价的"市场"。

还有日益恶化的校园学习环境，剥夺课间学生的户外活动、大量iPad作业、照明灯光和采光、桌椅高度与孩子身体

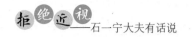
发育的不匹配、过长时间低头阅读和书写作业等。

这些造成人人为启动的眼球过度过早发育，导致眼球超常规速度生长，形成了目前的爆发式流行，甚至累及到欧美的发病率。

所以，孩子在校读书期间，控制近视的进展应该引起家长的足够重视，更应该加入家长的日程：当 6 岁仅表现出 $-1.00D$ 近视、10 岁表现为 $-3.00D$ 近视、18 岁时 $-6.00D$ 近视时，孩子有可能在今后的几十年中依然缓慢进展。如果以后每年继续增加 0.10D，则 10 年可能近视增加 $-1.00D$、80 年后则可能到达 $-8.00D$，累加 18 岁时的 $-6.00D$，将会产生高危失明并发症。

牢记近视 5 个特性

儿童青少年近视、高度近视具有以下特点：

1. 家族聚集性：家长一方有近视，不论孩子是在高中戴镜，或是大学/工作后戴镜，近视的概率都会急增，父母双方均近视者更甚。目前尚未找到相关学校性近视的基因，仅仅提示此类近视呈现"家族聚集性"，应该高度重视。

2. 隐匿性：由于眼球发育对屈光发育的影响和生物的尽量保持正常状态的"正视化"过程，在形成近视的初期眼球通过屈光成分中的角膜曲率（3～6 岁）、晶状体屈光度（6～12 岁）的依次接续性补偿机制，尽力消除眼轴增长产生的近视屈光状态，维持或不显现近视。

3. 发育性：儿童近视本身是发育性疾病，在没有进入和/或完成青春发育期，其屈光状态都是持续变化的，不能以成人的参数标准套用在孩子眼睛的各个参数上，导致屈光发育评估中的低估或高估，影响近视防控方案的制定。

4. 进行性：除了发育性导致屈光及眼生物参数的变化外，10 岁以下儿童眼轴超过 24.5mm 时，应该警惕高度近视向病理性近视的过渡转型，而后者在成人后是缓慢持续性进展的，提前预测病理性进行性近视的发展趋势，有可能阻止病理性近视的失明并发症。

5. 退行性：进入中高度近视（−3.00D 以上）以及已经或有可能进入病理性近视（−5.00D ~ −8.00D）的人群在生命进入发育顶峰后（30 ~ 35 岁），除了人体生命自然的衰退，会合并眼睛各层组织的近视性衰退加速度，并呈现视功能 5 ~ 10 年陡然下跌，与正常人相比，这种自然衰老过程提早 20 ~ 30 年。

抓住近视形成的 2 个原因

在前面探讨的近视成因中，主要应抓住以下 2 点：

1. 二次发育和眼球内扩张，也就是限制提前发生的眼球发育，即 6 岁前的远视尽量预留、储备；减少甚至消除眼球扩张的因素，即影响眼压升高的因素，如读书 70° 头位，书桌置于窗前，阅读 30 分钟远眺 10 秒，仰卧睡觉，以及促进降低眼压的生活，如增加有氧运动。

2. 增加眼球对眼内张力的抵抗能力、改善眼球局部微循

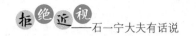

环，如降低眼局部温度，增加咀嚼，补充各种微量元素、抗衰老、阻止巩膜溶解或重建的金属蛋白酶抑制剂。

针对近视形成的 5 个机制

如前所述，近视并不可怕，近视防控是针对近视带来的潜在失明的威胁，而只有眼轴过长的轴性近视才是防控的对象！知道了轴性近视的本质和其所带来的危害，我们就需要从形成轴性近视的因素和机制入手，实现防控眼轴增长的目标。

纵观人类百余年对近视的探索与研究，面对百变繁杂的近视表现，和越治越多、越治越早、越治越重的窘境，我们突破了常规近视形成机制的分类，归纳出 5 类近视形成机制：生物几何光学机制，生物力学机制，生物光学机制，生物化学机制，以及生物学机制（生长发育机制）。围绕这 5 大机制，分别形成了对应的防控方案，但都存在偏颇，犹如盲人摸象，终不得法。

1. 生物几何光学的临床意义。

根据生物几何光学机制，我们可以预测出 18 岁时的终结度数，同时也及早发现了角膜引发的曲率补偿性隐性近视，以及晶状体引发的张力性调节、晶状体屈光度补偿性的调节性近视——"假近视"。

几何光学的临床意义在于预测发展速度，并依此作出个性化屈光诊断，可以发现隐性近视，计算出对应年龄的远视缓冲量，从而在近视启动期前或近视早期实施干预，达到阻止、延缓甚或推迟近视化进程的目的。

2. 生物力学的临床意义。

根据生物力学机制，我们可以预测球壁对眼内压的耐受性，设定控制眼内压的目标靶眼压值，注意恢复近距阅读过程中的调节——集合比的协调及其对眼压的影响，重视直立头位对巩膜表层静脉回流的促进和对眼内压的间接影响，强调有氧运动对眼压的影响等，降低眼压可以减弱眼球的内扩张力，进而减缓对作用眼轴的拉长，实现有效控制近视的发展。

生物力学的临床意义在于关注到巩膜组织学特性对眼内压力的耐受，有助于理解消除眼压对眼球膨胀作用的重要性，这个内动力的减弱可以阻止、延缓甚或推迟近视化进程。

从生物力学角度我们进一步理解眼生理功能诊断近反应的意义。视近时，集合产生的内下转运动，会对巩膜组织产生巨大的切线力作用，其分力的方向对眼球产生挤压作用，形成相对不能压缩、不能运动的玻璃体胶原构成的体积产生变形，即拉长眼轴；同时，与集合相伴的睫状肌调节，可使房水在各个眼内腔中流动并流出，也就是说在近反应中，调节作用下的房水流动特性可以对集合产生的眼内压升高的进行调整。自主神经系统水平对近反应时的瞳孔缩小也有其影响，缩瞳产生景深加深增加清晰度，同时也由于焦深的存在产生生理性调节滞后。如果控制视近时间，可以有效减少一过性眼轴增长；调整视近距离，可以调节集合比例尽量接近1∶1的生理水平，有效降低调节滞后，从而对近视启动期前或近视形成早期进行干预。

3. 生物光学的临床意义。

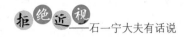

根据生物光学机制，生物光学固有特性在形成视觉过程中产生以下作用：

（1）景深与焦深/离焦与调节：近反应和调节时，人体使用最少的调节力量达到实现物体清晰的成像的生物光学反应的目的，即消除模糊。但视觉感觉清晰时，视觉光学系统中成像并不是完全聚于视网膜焦点上，而是在一定范围内存在着不产生可感知的模糊像的视网膜成像离焦，这就是物理光学的景深概念，相应的成像于眼内视网膜前后就是焦深，即眼睛视觉系统存在无法消除不可感知的模糊，即生理性离焦。

另一方面，离焦的产生源于眼睛的光学系统并不完美，当自然光线进入眼睛，形成纵向色差，较短光波偏近晶状体，以黄色光聚焦于黄斑中心凹，则产生 0.5D 的色差，蓝光位于视网膜前，红光位于视网膜后。

（2）球差与周边离焦/散光：眼球在生理状态下，角膜是周边较中心平，同时日光下的瞳孔缩小减少了角膜的球差；晶状体通过成分的屈折率不同减少球差，晶状体蛋白质密度分布的差异，使中心的屈光指数高于周边部，减少周边的球差。尽管如此，眼球仍存在 0.25～2.0D 的球差。

调节时，眼的屈光随瞳孔的缩小发生屈光的偏差，主要是负球差的增加，即眼睛在自我调节过程中同时伴有减少周边离焦的功能，以补偿眼球屈光的不完美。

角膜前后表面形成正球差，通过瞳孔调节，晶状体形成负球差，与视网膜对应的脉络膜微调节可以弥补生理存在的光学离焦。

（3）近反应时的瞳孔、睫状肌、晶状体与脉络膜：近反应时，睫状肌三组肌肉作为一个整体发挥其功能作用。前端止于房角的巩膜突和小梁网，后端止于脉络膜基质。近巩膜侧的是纵行肌构成主要部分，放射状肌是中间部分，近晶状体侧的是环形肌。环形肌对晶状体的调节产生作用，斜形肌对眼压产生调节作用，纵行肌对脉络膜微调节产生作用。

（4）生物对环境的适应：近反应时持续集合对球壁产生的力使眼轴一过性拉长，超过一定时间（如30分钟）生物反馈信号作用于巩膜，产生巩膜生物化学机制的介入，即巩膜重建，巩膜纤维适应性变细，易于拉长。

生物光学机制的临床意义在于这种生物光学固有特性产生的生理性离焦（焦深、调节刺激与调节反应关系、色差）、周边离焦（晶状体负球差在调节过程的变化）以及反应的瞳孔、睫状肌带动晶状体的调节和脉络膜的微调节补偿、进而眼内流体力学的平衡和眼内外机的平衡，正常情况下保障眼球的正常形态与功能状态。

而中国儿童过早出现调节力不足，以及可能伴有的脉络膜结构性微调节不足，加之环境因素（如户外时间、近距离阅读时间、精神压力导致自主神经系统紊乱并降低）影响，是中国儿童近视的机制之一。另外，短波产生的高能量对眼球发育的影响，以及非日光的不完全光谱对发育期视觉正视化过程的影响，都是人造光线中的蓝光、近视离焦等现象存在时并不能阻止近视发展的原因，以及红光刺激视觉发育应用于远视性弱视的机制。由此我们的对策是，增加生物参数指标的脉络膜厚度测量（如 OCT–EDI），增加视觉质量分析系统——波前相差的检测，指导视功能调整的训练，增加脉络膜，微调节能力（图9－1初级眼保健训练方案，见第162页）；监测晶状体调节和补偿功能；采用改变周边离焦状态的屈光矫正技术，如角膜塑形镜、美德可兒框架镜。

4. 生物化学的临床意义

根据生物化学机制，脉络膜在视网膜与巩膜间具有局部反馈性调节作用以及在巩膜重建的局部调控作用，即巩膜的主动重建机制。

（1）视网膜层面：视网膜通过控制近视相关因子，如多巴胺、左旋多巴、一氧化氮、维甲酸对巩膜的主动重塑，诱发形成近视。通过光线刺激视网膜多巴胺释放，抑制眼球生长；户外活动的多巴胺与夜间的黑色素对巩膜重建具有生物钟节律调节，巩膜的重建受昼夜节律的影响，昼夜变化节律还对眼压、巩膜细胞外基质合成，以及眼轴发育和脉络膜厚度有影响。户外活动时调整调节状态、改变可见光谱成分，增加身体运动、增加全身运动，改善脉络膜血供、改变自主神经的兴奋状态，特别是交感神经水平的提高、降低眼压。

户外活动可以影响近视发展的另一个机制是日光下对视网膜多巴胺分泌的影响。多巴胺是视觉刺激的化学调节剂，其时间瞬变性产生脉络膜增厚和眼球生长抑制。

视网膜源性多巴胺（D1和D2）做为调控脉络膜厚度的上游信号，对生长抑制的视觉刺激进行反应，如照明、空间频率、对比敏感度等。多巴胺是作用于眼球生长启动第一步的激发分子信号。通过直接激活在视网膜色素上皮细胞的部分多巴胺受体 D1 和全部多巴胺受体 D2，抑制巩膜成纤维细胞增生，控制巩膜的生长。D1 与 D2 之间的平衡和相互作用对眼球正视化和近视具有调控作用。D1 并不改变脉络膜厚度，但可以引发视网膜多巴胺水平的降低。多巴胺 D2 可能通过不同的路径对脉络膜厚度和眼轴增长进行调控。①近视光学离焦模型中，视网膜对光学的离焦刺激产生反应，化学信号（多巴胺分泌）作用于脉络膜、并且通过脉络膜作用于巩膜。D1、D2 共同控制远视性离焦的视觉反馈。②近视形觉剥夺性模型中，由于抑制了视网膜分泌多巴胺，眼轴相应增长。D2 主控无离焦的视觉反馈。

（2）脉络膜层面：脉络膜对视觉局部调节具有重要作用，第一，丰富的血流可以调节视网膜温度；通过血流速度调控眼压，还作用于房水排出的脉络膜通道，可占 35%。第二，光线刺激时通过改变脉络膜组织的厚度，调节视网膜焦平面，如戴负镜时，脉络膜变薄，视网膜后移。第三，还分泌多种因子调节巩膜胶原和基质的合成，重塑巩膜。随着脉络膜的增厚、细胞外基质的合成减少，眼轴增长减缓。生长因子作用于巩膜细胞生长的特定周期，通过巩膜组织的重建实现眼球增长。而脉络膜的厚度影响了视网膜调控因子的传导脉络膜与巩膜重建的关系密切，因为脉络膜分泌 3 个相关因子（多巴胺、乙酰胆碱和一氧化氮）：①多巴胺受体激动剂和 D2 受体激动剂可以增加脉络膜的厚度，同时通过直接激活在视网膜色素上皮细胞的部分多巴胺受体 -1 和全部多巴胺受体 2，抑制巩膜成纤维细胞增生，控制巩膜的生长。这将多巴胺、昼夜变化与日光的全光谱对眼球的生长发育调节联系在一起。②脉络膜增厚与 M 受体拮抗剂对眼轴增长的抑制之间存在着密切关系，如光学诱导的近视模型中使用 M 受体抑制剂可以阻止眼轴的增长，同时也增加脉络膜厚度。这可能将多巴胺与 M 胆碱受体的局部调节联系在一起。③一氧化氮作用于脉络膜厚度（扩张脉络膜血管）、视网膜近视性离焦参与抑制眼轴增长机制。一氧化氮受体分布并作用于固有脉络膜神经元和自主神经末梢。这可能将多巴胺与自主神经的调节联系在一起。

脉络膜还分泌多种因子，如生长因子、基质金属蛋白酶和组织金属蛋白酶抑制剂。这些参与了巩膜的重塑过程，特别是阿托品对个巩膜胶原的调控、抑制近视进展的机制。

（3）巩膜层面：巩膜不仅仅是眼球内容物的载体，还是一个动态组织，好像骨组织一样，巩膜的细胞外基质成分和生物机械特性随着视觉环境而不断调节眼球的形态和屈光状态。

阿托品应用于无睫状肌调节眼仍然可以抑制近视，提示胆碱能拮抗剂的抗近视作用并不是以往传统的睫状肌麻痹，放松晶状体调节。我们对阿托品抑制近视发展的机制认识存在着错误，需要对阿托品或哌仑西平的研究对近视控制的机制的再认知，在巩膜的重塑过程中，阿托品是通过抑制的胆碱能 M4 受体，通过作用于基质金属蛋白酶（MMP）和组织金属蛋白酶抑制剂（TIMP）对巩膜胶原实行调控，进而抑制近视发展的。

生物化学机制的临床意义在于从具有骨样生长发育组织特性，即生长发育期的溶骨/破骨与成骨细胞同在，实现骨组织生长，我们认识到，在眼球的发育和屈光正视化过程中，也存在这样一个巩膜溶解和再生的过程，即巩膜的主动重建机制，通过调控巩膜胶原细胞，实现眼轴的增长、屈光发育，是眼局部的视觉反馈过程。巩膜不仅仅是眼球内容物的载体，还是一个动态组织，好像骨组织一样，巩膜的细胞外基质成分和生物机械特性随着视觉环境而不断调节眼球的形态和屈光状态。

5. 生物学的临床意义。

根据生物学的生长发育机制，眼球发育的"正视化过程"以及近视进展的过度发育和近视化过程。

（1）正视化概念。

（2）发育性眼球形态与功能的评估。

（3）发育中的几何光学——屈光成分的匹配。

（4）近视诊断中的发育观。

近视控制：着眼于 5 个方面

近视防控必须着眼于五个方面：包括生活行为、物理理疗、药物应用、光学器械应用以及手术矫正。

1. 生活行为

防控五方面之一的生活方面主要指生活行为，包括自然全光谱概念、抗衰老理念、注意增加巩膜胶原硬度、减少巩膜张力、增加交感兴奋性、恢复自然生物钟节律。

启示：适应生存的进化与突变——蜗居与视近。

生活行为之自然全光谱概念

与其他自然生长的生物一样，孩子生长发育，特别是眼睛的发育，需要接受充足的阳光沐浴，故而我们提出了自然全光谱概念，包含光量子力学概念，全光谱概念，自然光线照射强度，以及光线的动态变化，为此，们也寻找到相应的监测、应用产品有行为监测的云夹。

首先，我们要保证日光沐浴时间在每天 6 ~ 12 小时，最低每周不少于 14 小时；为了增加有效的日光沐浴，同时不影响正常学习，我们可以采取在窗边阅读，教室或家中尽量自然采光，夏天或应用睫状肌麻痹剂时，户外活动时注意保护黄斑，常规户外配戴偏光墨镜或变色眼镜；

其次，室内照明（教室和客厅、卧室）对阅读灯的选择以白炽灯或模拟自然光线灯为宜；避免不全光谱光和低照度光；室内照明亮度，顶灯 2500lx，阅读台灯照明 250lx；避免短波长的蓝光（高能量，如 LED 灯类）和长波长的红光（色差性远视离焦），以及闪频光；已经眼轴增长的孩子，应该禁止或限制电子产品，视觉训练的仪器不要包含人造光源的刺激项目。

生活行为之抗氧换还原/抗衰老理念

多食用蓝莓、西兰花、橘子、坚果，以及其他有色蔬菜、水果，多食用全麦或糙米，多食用各类坚果。适当补充维生素、微量元素，包括复合粉，叶黄素/b 胡萝卜素，21 金维他/

善存，多维片；避免偏食、挑食导致的营养不周（现代营养不良）；避免饮用纯净/蒸馏水，注意饮用自然水；少食糖品。

生活行为之注意增加巩膜胶原硬度

补充胶原，微量元素。降低体温/降低环境温度，例如增加体循环，适量保证一定程度的有氧运动，通过运动使心率100次以上/分，持续 5－10 分钟；每天 2－3 次，跳绳 100 次/分，上楼梯 100 台阶/次；室外游泳，减少衣着，等。改善眼球周微循环的方法包括增加咀嚼，眼保健操，眼部冷敷。

生活行为之减少巩膜张力

注意学习姿势：保持头颈直立位，可以采用握笔器或其他器具辅助，也可以练习毛笔字；坚持"三个一"原则：胸离桌子一拳、握笔距笔尖一寸、眼睛距书本一尺。

睡姿要保持仰卧状态，必要时抱 teddy 熊睡觉；

特别注意减少眼睑/睑裂对眼球的压力：保持睑裂 10mm、暴露角膜上缘约 0.5mm，改变眯眼、挤眼、揉眼等不良习惯，可以训练用力睁眼或提上眼皮至角膜上缘 10 秒/次，20～30 次/天；

同时积极治疗过敏性鼻炎、过敏性结膜炎，注意季节变化和饮食的过敏问题；

限制近距阅读时间：儿童 20 分钟/次，青少年 30～40 分钟/次，及时远眺 5 米以外的物体细节；

缓解视疲劳和过度调节：方法有改善泪膜：闭目，压迫泪点 10 秒；定期清理睑板腺；眼保健操/穴位按摩，。

千万注意禁止按压、气动挤压眼球，禁止热灸眼周穴位；

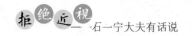

注意眼球聚散辐辏训练：如打乒乓球、羽毛球；

保持眼前没有遮挡物，切记孩子头发刘海保持在眉毛以上，最少每周修剪一次；握笔时确保左右眼单独注视书本时没有被遮盖；

生活行为之增加交感兴奋性、恢复自然生物钟节律

愉快的生活氛围，心理压力疏导，首先保证睡眠，正常作息时间，辅助晚间的褪黑素和昼间的多巴胺。

2. 物理理疗

防控五方面之二的物理理疗主要包括：改善微循环、增加胶原硬度、缓解视疲劳/过度调节、加强眼球聚散辐辏训练、注意黄斑功能保护，防紫外线辐射。

思考：物理训练中的回归自然状态的自然光线与人造光源。

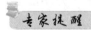

物理理疗之改善微循环

有氧运动，如跳绳 100 次/分，上楼梯 100 台阶/次，心率控制在 100 次/分，还可以户外游泳；

改善眼球周微循环：可以增加咀嚼，建议采用咀嚼型叶黄素联合肉干、馍干、坚果、蔬菜和水果等；眼保健操也可增加眼周的微循环；

物理理疗之增加胶原硬度

可以通过降低体温/眼局部温度达到此目的，如对于眼轴 23.0mm 以内的孩子，可以采用 250g 软袋牛奶 4℃，冷敷 5～

10 分/次，1~2 次/天；眼轴长度大于 23mm 时，建议用无重量压力的眼贴，4℃，冷敷 20 分钟/次，2~3 次/天；

还可以减少衣着，室外游泳等。

物理理疗之缓解视疲劳和过度调节

可以改善泪膜质量，如闭目、同时压迫泪点 10 秒；定期清理睑板腺；

建议认真作眼保健操和穴位按摩，但千万注意：禁止按压或气动按摩挤压眼球，禁止热灸眼周穴位；

近距阅读 30 分钟后，及时远眺 5 米以外的物体细节，或进行眼球聚散辐辏训练：打乒乓球、羽毛球

注意头发刘海保持在眉毛以上，以防遮挡视线，家长必须每周修剪。

物理理疗之加强眼球集合调节

眼球运动三大双眼视觉功能训练，可以打乒乓球、羽毛球，训练双面镜，动态球，远近字母表，动态调节镜等；

还可以视远视觉训练：如远眺 5 米以外的物体细节；

双眼视功能中的集合功能、调节功能、以及眼球运动功能的训练，如反转拍、Brock 线、集合卡、远近视标、立体视（图 9-2 青少年近视防控训练方案，见第 180 页）。

物理理疗之注意黄斑功能保护，防紫外线辐射

户外配戴偏光墨镜，或变色眼镜。还可以补充叶黄素。

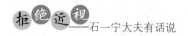
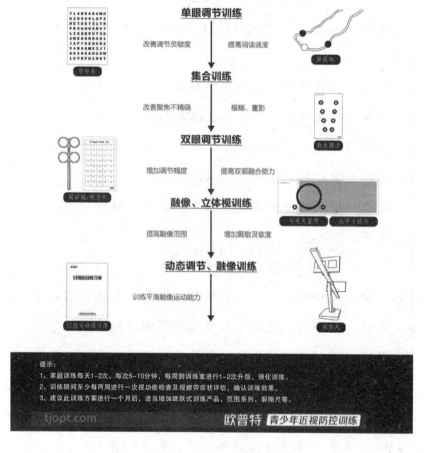

图 9-2　青少年近视防控训练方案

3. 药物应用

防控五方面之三的药物应用属于医源性干预，大约 7 方面的医源性药物应用在近视防控中，包括缓解视疲劳、改变调节刺激量和降低调节反应滞后；降低眼球内扩张压力；抑制巩膜溶解重建；平衡自主神经系统、提高交感神经兴奋性、恢复昼夜生物钟、补充神经递质；改善微循环；抗衰老、神经支持；RGP/OK 用药：包括泪膜保护、角膜上皮修复、抗过敏、抗感染。

应该顺着发病机制寻找相应治疗方法。

专家提醒

药物应用之缓解视疲劳，改变调节刺激量和

降低调节反应滞后

应用药物：施图伦。

药物应用之降低眼球内扩张压力

应用药物：降眼压，刘石氏化淤复明增视除湿散。

药物应用之抑制巩膜溶解重建

应用药物：M 受体抑制剂，中药（刘石氏化淤复明增视除湿散）。

药物应用之平衡自主神经系统、提高交感神经兴奋性、

恢复昼夜生物钟、补充神经递质

应用药物：多巴胺类，交感兴奋类。

药物应用之改善微循环

应用药物：复方樟柳碱，降眼压药，抗巩膜溶解，刘石氏化淤复明增视除湿散。

药物应用之抗衰老、神经支持

应用药物：胞磷胆碱，维生素 B12，维生素 C，维生素 E，微量元素，复方樟柳碱，刘石氏化淤复明增视除湿散。

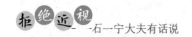

药物应用之接触镜的辅助用药：RGP/OK 用药

应用药物：泪膜保护：VA 凝胶，石刘氏滋阴润燥散；角膜上皮修复，抗过敏，抗感染。

4. 光学器械应用

防控五方面之四的光学器械应用属于第二种医源性干预，包括框架眼镜和角膜接触镜。屈光不正的视力矫正在近视发展的控制方面具有极其重要的作用，因为当学龄儿童的远用视力低于相应年龄的正常范围时，眼睛的屈光状态导致物体在视网膜成像模糊，即处于离焦状态，这是儿童近视发展的原因之一；其次，视物模糊时，眼睛自身会尽力调节至清晰状态，导致视疲劳，长时间视疲劳也是近视发展的原因之二；第三，视物模糊会促使孩子挤眼、眯眼、侧面、歪头，通过泪液泪膜的改变调整屈光度，或通过小瞳孔增加景深提高清晰度，这些都会导致眼球扩张的眼内压力剧增，促使眼球扩张、眼轴增长；第四，课堂学习效率降低、学习费力，成绩下降，回避回答问题，逐步损害孩子自尊心，形成恶性循环，而低落的情绪反过来加剧近视的发展。伴有斜视时，适当的屈光矫正可以调整斜视眼位，有助于视觉功能，如双眼同时视觉、立体视觉、集合/调节比例正常等高级视觉功能的建立。

辨析：神话般的专利技术与医疗光学器械。

光学器械应用之框架镜光学矫正

采用标准验光流程，实现最佳矫正视力，即在动态下，使像成焦点在视网膜黄斑中心凹，使矫正后视力达到最敏锐状态，基本达到发生屈光不正前的视觉效果，这样的矫正才可以算的上是足矫正双眼到达最佳视力；

①框架镜：分类和设计原理。

框架镜光学矫正有普通框架镜和功能镜光学矫正。后者随着新的研究结果的进展而应运而生对应的光学产品，如周边离焦理论产生了成长乐、美德可儿和环焦镜；根据集合理论设计了棱镜、棱柱镜结合的回归镜；过度调节理论产生了渐进多焦镜、双光/三光镜、抗疲劳镜；根据短光谱对黄斑的损害研究，设计出防蓝光镜、偏光镜、防紫外线镜等黄斑保护镜。

角膜接触镜包括高透氧硬性 RGP 镜、角膜塑形 OK 镜、亲水性软性接触镜、硅水凝胶软性接触镜。

②框架镜问题：戴镜后仍然发展，到底何为配镜指征？

框架镜的周边过矫，形成远视性离焦；

戴镜方式不正确，用周边看，形成远视性离焦；

散光的矫正不完全，形成离焦；

伴有的眼压、角膜厚度等眼球易扩性；

伴有家族明显的遗传性。

③国际 3 岁以内儿童配镜指征的共识：AAO 2012PPP

给予儿童的屈光矫正的处方应根据下列指南（尚属于低质量的证据，自行决定使用的建议）。

这些数据是由专家的共识而产生的，是以专业经验和临床印象为基础的，这是因为缺少有力的科学资料来作为指导。目前仍然不知道准确的数据，而且在不同年龄组中也有差别；它们是一般的指南，必须根据各个患者的情况进行修改。没有提供用于较大儿童的特殊指南，这是由于屈光矫正是由屈光不正的严重程度、视力和视觉症状来决定的。

*如果儿童有斜视，屈光参差矫正的阈值应当要降低。这些数值表示是需要尽快进行屈光矫正的双眼之间屈光不正程度的最小差别。

表 9-1　婴儿和低龄儿童屈光矫正指南

情况		屈光不正（屈光度，D）		
屈光均衡（双眼相似的屈光不正）	年龄 <1 岁	年龄 1~2 岁	年龄 2~3 岁	
	近视眼	-5.00 或以上	-4.00 或以上	-3.00 或以上
	远视眼（无显性斜视）	+6.00 或以上	+5.00 或以上	+4.50 或以上
	远视眼合并内斜	+2.50 或以上	+2.00 或以上	+1.50 或以上
	散光眼	3.00 或以上	2.50 或以上	2.00 或以上
屈光参差（无斜视）*	近视眼	-4.00 或以上	-3.00 或以上	-3.00 或以上
	远视眼	+2.50 或以上	+2.00 或以上	+1.50 或以上
	散光眼	2.50 或以上	2.00 或以上	2.00 或以上

给予儿童屈光矫正的处方，以便提高其视力、调正眼位、提高双眼视以及减少视疲劳。较小程度的屈光不正可根据临床情况，也值得矫正。

能使儿童成功地配戴眼镜的因素包括准确的处方、适合的框架以及正面的鼓励。由于眼部的变化和屈光度的相关变化，儿童要比成人更经常地更换眼镜。

④2012AAO：框架眼镜的意义。

眼镜是最简单和最安全的矫正屈光不正的方法，因此选择接触镜或屈光手术之前应当考虑选择眼镜。

当远视眼伴有内斜视时，可能需要配戴眼镜来控制斜视或改善融合功能。

如果在间歇性外斜视的患者中应用负镜片可以改善融合功能，即使患者没有近视眼也适宜配戴眼镜进行矫正。

配戴眼镜的一个重要的非屈光性指征是保护眼睛免受意外伤害。强烈推荐从事某些运动（如回力球、壁球）的人或者接触飞屑的危险活动（如应用锤子、锯子者和草坪修剪者）的人使用防护镜。也推荐仅有一只眼存有良好视力的人使用防护镜。

⑤2012AAO：国际光学矫正屈光不正的共识

矫正屈光不正的主要理由是改善患者的视力、视功能和视物的舒适度。有的患者可能对度数很小的屈光不正都希望进行矫正；而另有一些人对同样的很小的屈光不正即使不矫正，仍然有很好的功能，而且没有不良的作用。具有中度至高度屈光不正的患者通常需要矫正，来获得满意的视力。进行治疗的其他理由包括提高双眼视（例如为了驾驶安全）、控制斜视（例如调节性外斜），以及在社会水平上防止由于未矫正屈光不正而引起的经济生产能力的损失。在超过视觉成熟的患者中，未矫正屈光不正不会导致弱视。在任何年龄，未矫正屈光不正都不会引起眼球结构损伤或者加重屈光不正的状态。

光学器械应用之 RGP 镜光学矫正

同时综合考虑生物几何光学机制中的近视/远视性离焦机制，为了弥补框架眼镜的缺点，如应尽量减少周边视网膜离焦

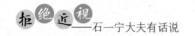

和矫正散光产生的离焦，避免偏离光学中心区戴镜，最佳光学矫正应该是硬性角膜接触镜。有如下作用：

RGP镜对近视发展进行一定程度的抑制或控制；

散光的消除，最佳视觉质量；

消除球面周边离焦；

生物的接触抑制效应，控制增长；

持续眼压描计效应，减弱球壁张力。

2012AAO：接触镜

角膜接触镜作为位于眼球表面最外层的屈光物质，可以矫正很大范围的屈光不正。

适应于那些不愿意配戴框架眼镜的人最常使用接触镜。许多使用接触镜的患者注意到有更好的视野、更大的舒适性和/或更好的视觉质量。一些具有特殊职业需要的患者不能配戴框架眼镜，另一些人喜欢外观上看起来不戴眼镜。一些患者只有使用接触镜才能达到最佳视功能状态。他们可能包括高度屈光不正患者、有症状的屈光参差患者或有两眼物像不等症的患者，或者角膜表面或形态不规则的患者。

光学器械应用之 OK 镜光学矫正

根据我们对角膜塑形镜近 20 年的临床经验，以及对近视形成机制的系统研究，ok 镜的近视防控机制有一下几方面的综合作用：瞳孔和反转弧匹配时可能消除全天候周边离焦；全天候中心模糊消除；对眼轴生长有接触性抑制生物效应；对角膜的作用力可以产生眼压描记现象，有助于减少眼球发育内扩张力。

但 OK 镜的市场化和商业化，误导了人们对 ok 镜应用的意义，特别是利用其暂时性脱镜、裸眼视力的改善，扩大其疗效，还因为可以通过压平角膜、形成轴性近视的临时隐匿状态，大概隐匿 -6D 的近视屈光度，从而掩盖了青春发育期以前持续性进展的近视，可以在约 -6D 以内不被表现，所以，配戴 ok 期间，如果儿童处在发育期（女孩 15 岁，男孩 18 岁），必须每 3 月到 6 月监测眼轴的改变，以防近视的隐匿性进展。

2012AAO：角膜曲率矫正术

硬性透气性接触镜可以用来作为非手术、可逆的减轻屈光不正的方法，来治疗角膜散光小于 1.5 D 的轻度至中度近视眼。改变角膜形状的技术也称为角膜屈光疗法（corneal refractive therapy，CRT），或角膜曲率矫正术。

用于暂时地减少高至 6D 的近视眼的度数（散光最大为 1.75D）。在配戴几何形状可逆的接触镜 1～6 个月后，平均的未矫正视力的范围为 0.83（20/24）～ 1.05（20/19），屈光不正的度数为 +0.27～ -0.41D。

光学器械应用之软性接触镜光学矫正

目前正在研发新型的软性接触镜。

专家提醒

辨析某些专利技术神话

经常可以看到家长非常自豪的告诉我，孩子采用的治疗方法是有国家专利的，许多人以为有专利似乎证明就是先进

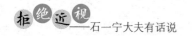

技术。

使用者对于专利的迷信、无知，和推销者在逻辑学上的偷换概念，形成夸大、甚至欺骗效应，殊不知其获得的所谓专利只是实用新型专利，甚至仅仅是外观设计专利。

至于发明专利，认真读一下国家知识产权局－专利审查的审查指南其中第二部分实质审查的第一章，就明白直接用于疾病诊断和治疗的方法是不授予发明专利的，市场上获得专利的治疗产品本质上讲仅仅是实用新型专利，或是外观设计专利。

一般人们提到的专利就是指专利技术，顾名思义，是指被处于有效期内的专利所保护的技术。与应用于人体的治疗之间还有15~20年的三期临床试验，特别是一种医疗器械，要进入医疗流通体系，还需要国家食品药品监督管理局的审核、批准，之后使用和销售人员和机构需要有医疗资格。

我们应仔细核查一下就会知道什么是专利。

根据我国专利法对专利的分类，主要是包括发明专利和实用新型专利所保护的技术。外观设计专利因为保护的是新设计，而非技术，所以，严格意义上说，应称为专利设计，而不是专利技术。但是，大家通常所说的，有宽泛外延的专利技术一词是把发明专利、实用新型专利和外观设计专利都包括在内的。

那么，什么是实用新型专利和外观设计专利？

实用新型专利又称小发明或小专利，是专利权的客体，是专利法保护的对象，是指依法应授予专利权的实用新型。实用新型通常是指对产品的形状、构造或者其结合所提出的适于实用的新的技术方案。

外观工业设计专利是指：对产品的形状、图案、色彩或者其结合所做出的富有美感并适于工业上应用的新设计。

5. 手术矫正

（1）手术矫正之一：斜视手术矫正术：外斜视使聚散增加，手术纠正外斜视，减少对巩膜的张力。

（2）手术矫正之二：后巩膜加固术：加固薄变巩膜，增加对扩张的抵抗力。

（3）手术矫正之三：角膜屈光手术，包括 LASIC，飞秒，角膜交联。

（4）手术矫正之四：晶状体屈光手术：ICL，IOL。

斟酌：对是否具有手术指征、是否进行手术应慎重。

手术矫正之屈光手术

①2012AAO：屈光手术治疗近视眼、散光和远视眼

屈光手术这个词是指用于改变眼的屈光状态的各种选择性方法。涉及到改变角膜的方法统称为角膜屈光手术、屈光性角膜成形术或屈光性角膜手术。其他屈光手术方法包括植入人工晶状体（IOL），既包括植入于晶状体前面的 IOL（有晶状体的 IOL），又包括植入于晶状体部位的 IOL（屈光性晶状体置换）。当患者考虑减少对眼镜或接触镜的依赖时，或者由于职业或美容的原因不能戴用眼镜时，可以考虑施行屈光手术。角膜屈光手术可以适用于很大范围的屈光不正，但是在一些情况下手术医师可以考虑采用人工晶状体植入术。

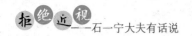
应斟酌手术指征

许多人在医疗广告的引领下，寄希望于 18 岁的角膜屈光手术，而忽略了对孩子发育期近视的检测和控制；更有家长厌烦或恐惧长达十余年每日对孩子眼睛的呵护，甚至放弃了对孩子快速发育期近视的控制和治疗，任其自由增长；仅仅追求裸眼视力，这是对激光屈光手术的极大的误区，特别是眼轴超过 25mm 的眼球，将面临终身增长、步入青壮年就可能面临的眼底、视神经病理性改变，发生正常眼压性开角型青光眼，病理性近视性黄斑病变，裂孔性视网膜脱离。

还有许多家长拒绝及时、正确配戴眼镜，进行屈光矫正，形成斜视，斜视反过来促进近视的发展，所以，斜视到达一定程度则需要及时、准确进行手术矫正眼位，达到帮助控制近视发展的作用。

而对于尚未得到循证医学证据的一些手术，应该考虑到其长期疗效与手术风险之间的利弊权衡，不能冒然手术。

着手在 10 个措施

干预性防控：10 个措施，也就是十步曲的第八步，即开学后日常生活中每天必做。

①全光谱概念；

②生活饮食；

③改善眼脉络膜微循环，抗氧化自由基；

④降低眼球局部温度，增强巩膜胶原纤维抗张力能力，降低眼球可扩张性；

⑤监测眼球随身体发育的增长速度；

⑥增加脉络膜牵拉，减少巩膜张力；

⑦改善近距离阅读姿势，保持直立头位，以保证巩膜表层静脉压低水平，有利于房水排出，减少巩膜张力；

⑧控制近视的局部机理或受体负反馈机制以及生长发育中眼球扩张产生的巩膜组织重建，MMP 金属蛋白酶组织溶解抑制剂对巩膜溶解抑制作用，以及平衡交感/副交感神经低水平下的失平衡状态；

⑨降低眼球内扩张力；

⑩眼视觉中的光学矫正和双眼视功能的重建：双眼视功能中的集合功能、调节功能以及眼球运动功能的训练，如反转拍、Brock 线、集合卡、远近视标、立体视。

1. 自然全光谱概念

增加户外活动时间，保证 6 小时，或多接触自然光；

拒绝给儿童所有冷光源的照明，使用热光源的白炽灯阅读照明，阅读时的稳定光源（非冷光源），可能减少高频、高能量的短波长人造光线对视觉的影响，使用 40W 白炽灯自左上方、低于眼睑裂平面斜照，桌面亚光；

增加睡眠，避免夜间夜灯或生活中的红光，减少夜间照明时间，可能减少光线对视网膜发育的刺激。

上学时选靠窗户座位；家中学习桌靠窗户放置；尽量白天

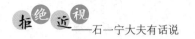

完成作业。

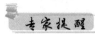

什么是合格的台灯

在夜晚或光线暗的环境下，照明最好采用 40～60W 的白炽灯，放在书桌的左上角，低于眼睛。这是因为白炽灯的光线比较柔和，显色性能良好，光谱更接近于自然光线，眼球容易适应，防止了光线过强或过暗所带来的用眼疲劳。

把电视放在什么样的位置最好呢？

（1）注意放电视机位置的高低，就是说荧光屏的中心应该与视线成同一水平或略低一些，也就是荧光屏中心正对准人眼睛；如果对大人正合适，就把孩子坐的位置升高一些；

（2）眼睛与荧光屏距离要注意，要求是荧光屏对角线长度的五倍，例如我们常说的 20 寸电视机，20 寸就是指该电视机的对角线长度，所以看 20 寸电视机时要坐在距电视机 2 米半的地方（20 寸 ×5×2.5＝250cm）；

（3）观看角度不应小于45°，因为电视荧光屏都是垂直地面的，看电视时人们要端坐在电视机前，不要躺着或仰头看电视；

（4）看电视时不要把室内灯全熄灭，应有一个 3～5W 的小瓦数的灯，放在人们的一侧或后面，以减少荧光屏与暗室背景的对比度，因为在暗处人的瞳仁可以散大，生理性的调节让光线多进入眼内，但荧光屏很亮、光线很强，刺激眼睛使瞳仁又保护性地缩小，可发生眩晕看不清，所以室内不应很黑暗，以利于保护视力。

2. 生活饮食

多食用有色蔬菜，如西兰花；多食用全麦或糙米；多食用坚果；补充微量元素、维生素；减少甜食；有近视家族史的家庭，改善生活饮食习惯。

专家提醒

预防近视要少吃甜食、多咀嚼

吃得太甜可能影响眼睛。小孩子大多爱吃甜食，可是如果长期多吃甜食，眼睛就可能受影响，容易诱发近视。

因为人体要代谢糖分，需要大量的维生素 B1，如果糖摄入太多就可能引起维生素 B1 的不足。而且，过多摄取糖分也会降低体内的钙质。这些都可能诱发和加重近视眼。

吃得太精细会导致铬不足，而且细软食物也无法给予面肌足够的运动，这些都可能引起视力问题。

建议近视眼患者：多吃硬食、粗粮，常吃鱼类、粮食、柑橘类水果以及红色果实，对防止视力衰退有很好的效果。同时应该少吃甜食，避免近视度数加深。

食疗护眼

日常生活中有很多食物对保护眼睛很有帮助，如青菜、红萝卜、鱼等都是很好的护眼食物，维生素 A、E 也有保护眼睛的作用。我们应该多吃这些食物，保护眼睛。

（1）多吃水果，可以防止眼睛退化，帮助视力，保护眼睛。

（2）鱼肝油中含有很得多的维生素 A，可以来增进眼睛健康。

（3）红萝卜因为含有维生素 A，所以作用和鱼肝油相似，而各种青菜中含有叶黄素、b 胡萝卜素（绿色的蔬菜和青花菜中尤丰），可以预防眼睛受到阳光紫外线的伤害，也能预防自由基对眼睛组织的伤害。

（4）维生素 E 对保护眼睛的作用：维生素 E 具有抗氧化作用，可抑制晶状体内的过氧化脂质反应，使末稍血管扩张，改善血液循环，对增强肌肉代谢作用有良好影响，能促进病变组织的恢复。维生素 E 在膳食中的豆油、花生油和香蕉含量也较高，每 100 克花生油含 12 毫克维生素 E，是饮食中维生素 E 的主要来源。

3. 改善眼脉络膜微循环，抗氧化自由基

多次小量的有氧运动，如跳绳 100 次，上楼 5~7 层，约 100 级台阶，保持心率 100 次/分钟；打兵兵球，游泳；

多做眼保健操，使用抗视疲劳剂；

根据年龄强制性规定集中学习时间，如幼儿 3~6 岁 10~20 分钟 1 节课，最少保证日间户外 6 小时活动；小学 30 分钟 1 节课，中学 40 分钟 1 节课，并课间强迫室外活动。

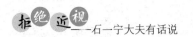 专家提醒

加强身体锻炼、增加户外活动

身体素质的好坏与青少年近视眼的发生也有密切关联，比如营养不良、患急慢性传染病、体质虚弱的孩子易患近视。因

此，平日里注意要加强身体素质，多进行跑步、做广播操、打球、踢毽子等体育锻炼。

积极参加体育锻炼，增强身体素质，可以降低近视眼的发病率，尤其是多参加室外体育运动。

让孩子在空气新鲜、视野开阔的郊外进行极目远眺，也是保障眼睛很好的一种方法。

正确理解眼保健操

眼保健操多年来，由于学校课间做眼保健操时经常播放唱片，组织学生集体操作时又没有认真监督孩子去做，多数孩子流于形式，所以我们对眼保健操没有正确认识。

眼保健操是由北京医学院体育老师刘世明上世纪50年代末自创的，这套眼保健操，后通过了北京中医医院等有关专家审核，得到了中医理论的支持，并规范了手法及取穴的科学办法。

眼保健操是根据中医针灸眼周围穴位的原理，以手指代替针法，进行徒手按摩穴位，达到通络、活血、放松调节的目的，是一种保健眼睛、预防近视的方法。如果能每日坚持、认真操作，是可以达到眼保健的作用。

除操作要坚持、认真以外，还应注意卫生。做操前，手指、面部要清洗干净，按摩部位要正确，手指压的力量不能太轻，也不要过重，手指压到穴位后能感觉到酸困即可。还要安静下来，双眼轻轻闭合，默数节拍次数。

4. 降低眼球局部温度，增强巩膜胶原纤维抗张力能力，降低眼球可扩张性

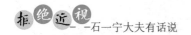

冷敷，如美眼冰袋，或软袋牛奶4℃，置于双眼，每次10分钟，每天1~2次；

降低室内温度；

减少着衣，保持较低体温；

增加富含胶原食品，如猪蹄、羊蹄。

5. 监测眼球随身体发育的增长速度

建立眼健康档案，利用五一、十一节日以及寒假、暑假，每3个月复查监测视力、验光、眼压、眼轴以及身高、体重。

及时与主治医生沟通，输入健康档案。

专家提醒

家长您要坚持，不能嫌麻烦！

仔细对照孩子和家长的日程表，可以发现基本呈现错位状态：

孩子的身心健康成长与沉重的学习重叠。家长自己的事业在此时也处于全身心付出的阶段，家长的工作与孩子监护呈现矛盾状态。

所以，常常疏忽了做家长的责任。

生活当中坚持是很难的，什么样的方法若没有坚持都是没有效果的，所以，按照科学综合的方法、坚持不懈，您的孩子才可能不近视，才可能将孩子的近视控制在一定的程度。

6. 增加脉络膜牵拉，减少巩膜张力

加强眼球的辐辏训练，以适应近距离负荷过重的需求，如辐辏训练15次/天；

远眺绿色、精细物体 5 分钟/每 2 小时；

双眼视功能训练：包括双眼视功能中的集合功能、调节功能以及眼球运动功能的训练，如反转拍、Brock 线、集合卡、远近视标、立体视（图 9 – 3 预防调节衰退训练方案）。

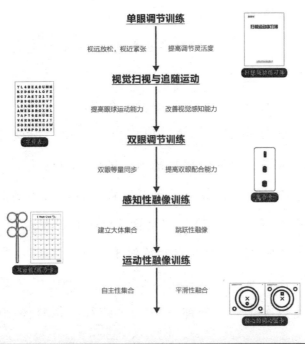

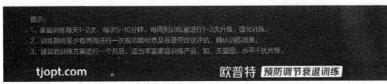

图 9 – 3　预防调节衰退训练方案

眼的辐辏训练可以增强眼对过度用眼的负荷力

这是根据大量用眼、眼过度调节的近视形成机理设计的预防近视的有效方法。方法是：

（1）伸直手臂，竖起拇指，与鼻尖相对，成一条线；

（2）双眼同时注视拇指，缓慢收缩前臂、移动拇指至鼻尖，直至双眼看不清拇指为止，用力注视片刻，保持双眼看拇指呈一个，没有重影；

（3）然后继续双眼同时注视拇指，缓慢伸直前臂、移动拇指至原位，反复10次。

每天早晚各一次。不要间断，常年坚持。

7. 改善近距离阅读姿势，保持直立头位，以保证巩膜表层静脉压低水平，有利于房水排出，减少巩膜张力

学习桌椅的要求：具有随儿童发育可以调节桌椅高低，以适合保持正确的阅读姿势，如桌面15°倾斜，桌高位于腰部；椅高使大腿下斜15°；双肘自然置放于桌面；

下午写作业前：复方托吡卡胺眼液点双眼1~6次，每眼每次1滴，每次间隔5分钟，20天1疗程，每月停10天，或每周停2天。

什么是正确的学习姿势？

近距离的用眼姿势要正确。近距离用眼姿势是影响近视眼

发生率的另一个因素。近距离用眼时，桌椅高低比例要合适、端坐、书本放在距眼 30cm 的地方。

坐车阅读、躺在床上阅读或伏案歪头阅读等不良的用眼习惯都将增加眼的调节负担和辐辏频率，增加眼外肌对眼球的压力，尤其是 14 岁以下的儿童，他们的眼球正处于发育阶段，球壁伸展性比较大，长时间的不良用眼姿势容易引起眼球的发育异常，导致近视眼的形成。

保持正确写字姿势的小窍门

如何矫正写字姿势，一滴眼药水——M 受体抑制剂即可轻松获得"一箭四雕"的功效：

缓解调节疲劳；

明确诊断；

纠正写姿；

控制眼轴的增长。

8. 控制近视的局部机理或受体负反馈机制以及生长发育中眼球扩张产生的巩膜组织重建，MMP 金属蛋白酶组织溶解抑制剂对巩膜溶解抑制作用，以及平衡交感/副交感神经低水平下的失平衡状态

1% 阿托品眼用凝胶、1% 赛飞杰眼液的应用，目的是 2 个：抑制副交感神经相对亢进和抑制巩膜胶原溶解的 MMP 作用，每天 1 次/每周隔日 1 次/每周单眼 1 次，即每眼隔周 1 次；或每天 1 次，持续 1 个月；户外活动需戴小孔眼镜，减少光线的刺激。

复方樟柳碱点眼/颞浅动脉旁皮下注射，每次每侧 1～

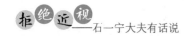

2ml，每天 1 次，10 天 1 疗程，每月停 10 天，或每周停 2 天。

拟交感神经剂的复方托吡卡胺的应用，同时改善坐姿和近距离阅读头位，每天晚饭时点 1～3 次。

9. 降低眼球内扩张力

控制目标眼压 13mmHg 以内，同时根据角膜厚度校正目标眼压值以及角膜生物力学特性。

利用接触镜，如 RGP、OK 镜的组织接触抑制生物效应和眼压描记效应。

有效的有氧运动降低眼压。

专家提醒

降眼压药的对近视预防有什么作用？

有研究表明，眼压是眼球扩张的内动力。近视的眼球过度发育可能源于眼球玻璃体增加的后节扩张，由于球壁巩膜组织存在一定的弹性顺应性，玻璃体初期的增加会对球壁产生压力，不一定会出现明显球壁扩张；伴随眼内压的继续增高，当超过某个阈值，破坏了眼巩膜弹力与眼内压力的平衡，就会导致眼轴增长，眼球快速生长，近视加重；球壁扩张、变薄，眼球扩张所需内压力变小，眼球易扩性增加，此阶段眼压可能正常。道理如同吹气球时，起初很费力但气球体积增长很慢，此时气球内压力增长很快，但是体积改变很小，一旦超过某个阈值后，毫不费力气球体积就会增大很多。

所以，药物降低眼压，或佩带 RGP 镜可以有效降低眼压，近视发展速度降低，或在眼球扩张初始期得到有效控制，达到限制近视发展的目的。

降眼压药，早晚起床前和睡觉后各点一次，不论放假与否都应坚持使用，目的是在发育期减少眼球的膨胀力量，也就是说，眼压是促使眼球过度长大的"内在动力"，应该将眼压控制在平均值的下限，特别是已有近视度数的孩子更应降眼压降低到对眼球没有膨胀作用的 13~14mmHg。

点药后，一定要闭眼、压泪囊区 3~5 分钟，确保药物不被吸收。

RGP 镜：怎样对近视发展进行一定程度的抑制或控制。

散光的消除，达到最佳视觉质量；消除球面周边离焦；生物的接触抑制效应，控制什么增长；持续眼压描计效应，减弱球壁张力。

10. 眼视觉中的光学矫正和双眼视功能的重建

光学矫正达到最佳视网膜成像、恢复正常调节/集合比例的屈光基础，消除视网膜周边/中心离焦对眼轴发展的作用，对过度近视化过程进行一定程度的抑制或控制；

近视初发期屈光矫正的指征 -1.00D 时，需要光学矫正达到最佳视网膜成像、恢复正常调节/集合比例的屈光基础；标准验光后，配足矫框架眼镜/全焦眼镜，散光足矫首矫，非球面镜，保持光学中心区的镜架，球镜度数选择最佳成像屈光度数；

配 RGP/OK，每天白天至少佩戴 12 小时，但家长不能配合时不宜；其他，渐进多焦镜、棱镜、正镜须有严格适应症。

双眼视功能中的集合功能、调节功能以及眼球运动功能的

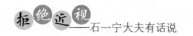

训练，如反转拍、Brock 线、集合卡、远近视标、立体视。

手术指征

一定程度的眼位异常，特别是伴有进行性近高时，应该考虑手术治疗，如交替性斜视，间歇性斜视，微小斜视。

近视防控：保持连续性

每一年每位孩子的眼健康保健大约需要 2 阶段 9 步，当预测 18 岁进入高度近视时，应该关注第 3 阶段第 10 步。

第一阶段，假期：第 1~7 步，即寒暑假期间，检查、预测和近视防控流程。

在检测之前，应具备有关的基本设备；在综合评估之前，应将有关检查项目一次完成；汇总有关参数，建立眼健康档案、追踪随访；设计个性化的综合干预措施。

第二阶段，开学后：第 8~9 步，即持续假期的有关近视防控措施。

采用儿童青少年眼睛健康保健的新思路，实现在现有的特定环境中、在现代信息化社会中，确保近视防控的连续性。

第三阶段：已经近视：第 10 步，即已经进入近视的人群应该启动近视并发症预防和治疗流程。

近视防控：针对不同年龄段的侧重点不同

针对不同年龄段，设置了 10 道年龄防线，每一个年龄段的近视防控侧重点有所不同：

1. 幼儿 3 岁前：第 1 道防线——眼病；

2. 学龄前 3～5 岁：第 2 道防线——视觉认知，远视储备；

3. 小学低年级 6～9 岁：第 3 道防线——晶状体屈光度补偿；

4. 小学高年级 10～12 岁：第 4 道防线——青春发育期前近视控制；

5. 初中 13～15 岁：第 5 道防线——青春发育期近视控制；

6. 高中 16～18 岁：第 6 道防线——近视程度控制和并发症先兆；

7. 大学 19～23 岁：第 7 道防线——近视控制和并发症预防；

8. 研究生 24～29 岁：第 8 道防线——近视控制和并发症预防；

9. 青壮年 30 岁～：第 9 道防线——近视控制和并发症治疗，退行性病变的预防；

10. 中老年 60 岁以上～：第 10 道防线——近视控制和并发症治疗，挽救视功能。

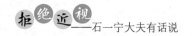

防控近视：坚持综合防控方案

一定采用多方面的手段，即 5 方面 10 项措施，进行青少年近视的控制。从最基本的每日生活着手，尽可能采用物理手段。当眼生物参数进入预警值时，应当积极、持续介入医疗手段进行控制。

近视防控：判断有效的近视防控方法

经常听医生讲某种控制近视有效的方法，家长也有同感，如××，女，10 岁，2 年来近视进行性加重，平均每年 1.00D，采用××治疗方法 1 年，近视增长 0.75D……。结论是：这种方法可以有效控制近视。

这就是我常说的近视的悖论：评判某种方法对近视控制是否有效，必须参考孩子的发育阶段和相关眼生物参数，由于近视形成的复杂性，单一比较视力和屈光度，甚至眼轴，都不能证实该方法的有效性、客观性和可重复性，也就是说不能类推于其他孩子同样有效。

判断近视防控方法是否有效，应该从以下几方面考虑：介入治疗后，除了视力的恢复、提高和维持正常水平外，还应该伴有近视屈光度的增长降低和眼轴增长的速度降低，或在发育期低于同龄平均年发展速度，如 15 岁前屈光度 −0.25D/年、眼轴增长 0.1mm/年，最重要的是需要继续观察至青春发育期结束，即女生 15 岁、男生 18 岁，因为每一个的发育速度在不同年龄并不均衡，若在相对缓慢期短时间观察视力和屈光度、眼轴，可能是有效的，但在快速发育期（如 10 岁、13 岁和 15/18 岁）就可能是无效的。所以，我们不能以数月或年的不同年龄、不同眼生物参数的 0.50D 统计数据有显著性意义作为评判近视控制有效的判断结论。

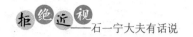

后　记

　　今年首富们在网络上被调侃，"先定一个能达到的小目标，比方说说我先挣它一个亿！"

　　我当时想说，捐出 1 个亿，救救中国孩子的眼睛吧！

　　有人问，怎么救啊？

　　我想说，请给每一个学校、眼镜店、眼保健店、社区卫生中心，配置一套国产化的天津索维的眼生物参数测量评估系统，孩子们从出生开始，就近保健，每个季度监测眼球和眼屈光发育状态，并评估预测，预测预警近视形成和发生前的征兆，预测预警远视弱视的危险性和治疗治愈进程，做到预防控制中国儿童青少年发育性视觉障碍对未来中国国民素质危害和影响！只需要首富的一点点小钱啊……

　　为此，我形成了"关于中国眼健康中基础眼保健的设想"。

关于中国眼健康中基础眼保健的设想

　　经过 15 年的酝酿，中国儿童青少年近视眼的爆发性流行终于展现在国人面前，高中毕业、大学生的近视眼发病率超过 90% 已经是不争的事实，而超过 -6.00D 的高度近视绝对总人数也随之增加，这意味着高度近视中的病理性近视在 10～20

年后的流行性爆发，与之俱来的是三大不可逆失明并发症：正常眼压性开角型青光眼，视网膜脱离，病理性近视性黄斑病变。

　　眼健康问题刻不容缓，2016 年招兵工作的视力标准继续降低至 4.6（0.4），从视力角度看，我们说中国已经无兵可招，并不是危言耸听！如同儿科专科医生的短缺一样，作为占 70% 初级眼保健工作的眼视光医生面临同样、甚至更为严峻的局面！

　　中国初级眼保健医生，即视光医生缺口同儿科一样，也约 30 万，目前全国每年培养的视光中级技术员、视光大专生、本科生远远不能满足当下的需求，仅有的三万多眼科医生在繁重的眼科疾病患者的重压下，无力负担起初级眼保健的工作。

　　初步调查结果显示，中国的眼镜业大约有 30 万从业人员，尽管行业归属于商业部的轻工业部门、地方归属劳动局，但通过行业内的不断学习、培训，其中相当一部分技术人员也达到了相当的学术技术水平；同时，随着规模的扩大，相当多的实体店也具备了一定的医疗技术水平。

　　医疗深化改革逐步实现了政府购买初级医疗卫生服务的机制。如何尽快实现中国眼镜视光业的转型升级、初级眼保健服务网的落地、进而在较短的时间内建立全民眼健康监测体系，形成有效的近视防控体系，实现近视眼的早期发现、及时控制、尽早对近视眼性失明并发症的干预治疗，为国防输出合格的眼健康人才、降低病理性近视眼的长期沉重的医疗费用、遏制青壮年及中老年的近视性视觉障碍、延长劳动力的有效社会

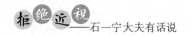

服务时间，等紧密关联的问题都是刻不容缓的民生工程和国防安全问题！

一、实现中国近视防控的基础工作是初级眼保健人员的知识结构的完善，即眼科学、视光学的专业知识学习

为此，我们参考我国和美国教育课程，招募志愿者翻译教程，形成中英文对照教程，网络在线授课，并形成上课视频。初步选择的课程及教程如下：

QQ 视光学院开设课程：

1. 诊断学（8 版）和眼科学（8 版）；

2. 中国儿童青少年近视形成机制以及预测与防控；

3. 近视防控科普大讲堂：防治近视三岁抓起；拒绝近视，石一宁大夫有话说；

4. 近视防控共识讨论稿；

5. 美国视光学会 AOA 近视临床指南；

6. 美国眼科学会 AAO 基础和临床科学教程第三册视光学。

7. 美国 biocular vision

8. 德国 myopia manual

二、实现中国近视防控的基础工作是初级眼保健机构的医疗属性转化

实现中国近视防控的基础工作是初级眼保健机构的医疗属性转化，即实现眼镜店和眼保健（眼视光）中心的医疗行业划分，区分眼镜生产企业和验光配镜、视觉保健的商业性和医疗性。这与医疗机构和药品生产企业、医疗器械生产企业的区

分和行业划分一样。

三、眼视光临床指南的推广应用，规范统一眼视光相关概念、临床指导的科学规范行为

四、国民健康教育

五、政府部门的监管

国家出台顶层设计，立法保护儿童青少年眼健康，特别是将18岁以下儿童青少年。推行10岁前儿童视觉发育与学业负担的错峰教育。将眼视光、眼镜、眼保健归属于医疗服务业，纳入国家初级眼保健服务，由政府购买社会眼镜业、眼保健业的服务，完成行业的转型和行业归属。

六、其他

为此，我又完善了眼健康系统的三级监测、三级预警和五级眼健康档案。

1. 青少年眼健康三级监测。

（1）一级监测：视力。

（2）二级监测：屈光状态。

（3）三级监测：建立眼健康档案，共5级。

①第一级眼健康档案建立：眼轴/角膜厚度/前房深度/晶状体厚度/玻璃体腔长度，屈光筛查/眼位/瞳孔/近反射/双眼视功能/三级视功能，眼压，身高、体重。

②第二级眼健康档案建立：角膜地形图、角膜内皮计、眼表功能评估、角膜生物力学。

③第三级眼健康档案建立：眼底照相/ICGA/OCTA/自发荧光，后节 OCT/视网膜厚度/EDI/脉络膜厚度/巩膜厚度，前节

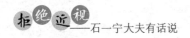

OCT/角膜结构/房角/泪河，晶状体调节状态 UBM，眼球形态 A/B 超/后巩膜葡萄肿，屈光调节微波动，双眼视功能，波前相差/自适应光学。

④第四级眼健康档案建立：眼健康档案管理，随访 10~15 年，动态观察的分析：个体，动态调查的分析：每一道防线。

⑤第五级眼健康档案建立：大数据分析，石一宁眼健康工作室年度蓝皮书，索维中国年度眼健康档案蓝皮书，中国眼健康百年战略眼生物参数。

2. 青少年近视三级预警

（1）一级预警：视力预警。

对象是远视储备少？正视或远视力下降经散瞳后为假性近视的青少年，目的是预防近视发生，推迟近视发生的年龄？

（2）二级预警：屈光度预警。

对象是经散瞳后诊断为近视，度数在 6.00D 以下，发展快，眼部没有病理性改变的青少年，目的是减缓近视发展。

（3）三级预警。

对象是对于度数高于 6.00D 以上，发展快，矫正视力不好，眼后节有病理改变的青少年，目的是减少并发症的发生。

作者　石一宁

2016.11.25 于西安石一宁眼健康工作室